JN044680

医療通訳者の仕事

中萩 エルザ

風詠社

愛

愛は忍耐強い。

　　　愛は情け深い。

　　　　　　ねたまない。

愛は自慢せず、高ぶらない。

　　　礼を失せず、自分の利益を求めず、

　　　　　　いらだたず、恨みを抱かない。

不義を喜ばず、真実を喜ぶ。

全てを忍び、

　　　全てを信じ、

　　　　　　全てを望み、

　　　　　　　　　全てに耐える。

//

それゆえ、信仰と、希望と、愛、この三つは、いつまでも残る。

　　　その中で最も大いなるものは

　　　　　　愛である。

　　　　　　　　聖書：コリント人への手紙 13：4－7//13

2

前書きと感謝の言葉

　ブラジル人医師である私が、外国語大学などで外国語（日本語）を専門に勉強したわけでもないにもかかわらず「医療通訳」に関して執筆することはおこがましいと思いつつも、医療現場や医療通訳を勉強する時などに、このような参考書があればよかったと思い、この本にまとめることにしました。

　医師であり、医療通訳を 20 年以上務める者として、患者と、その家族の気持ちを受け入れられる一方、現場の状況が把握でき、医療スタッフや医療従事者の気持ちも理解できる者として、それぞれの観点から書くことができます。来日する前、母国では医師として働いていましたが、日本では母国の医師免許を活用できなかったのです。しかし、日本で生活するうちに日本語を習得し、医療の知識を活かして「医療通訳者」としての活動分野を広げることができています。

　通訳者育成講座で、よく実施するのは、様々なケースのロールプレイです。これは専門用語の練習には大切です。だがここではロールプレイの事例ではなく、経験者からの生の声を書きたい。もちろん、医療従事者と患者側のプライバシーを厳守したうえで、特に「こういうことで困った」、「こういうことで失敗した」、「こんな良いことがあった」などの事例やそれをどのようにして解決したかを紹介したいと思います。

　本書の構成は次のとおりです。
①日本語のわからない患者の特徴
②日本人医療スタッフの戸惑う点

③通訳が感じる日本語の難しさ（主語が明確でない、単数複数が明確
　ではないなど）

④医療通訳の倫理、通訳術

⑤医療通訳とは

⑥日本の主な医療制度を知る必要性

⑦医療通訳をコーディネートする団体

⑧医療スタッフ（医師、看護師、MSW）

⑨医療通訳経験者の言葉、事例など

⑩医療通訳者のメンタルケア

⑪課題

　本書の執筆にあたりご協力していただいた医療従事者、患者のみなさん・ご家族の方々、直接的・間接的に関連のある方々に心からお礼申し上げます。

　特に執筆に御協力して下さった（五十音順）　**アラウコ・マリア氏**（スペイン語医療通訳、三重大学医学部附属病院 総合サポートセンター）、**井上維佳氏**（中国語医療通訳、りんくう総合医療センター）、**江洲マルシア明美氏**（ポルトガル語医療通訳、ブラジリアンコミュニティ通訳者サポートの会（de Intérpretes Brasileiros no Japão）、**ルルデス・エレラ氏**（フリースペイン語医療通訳）、**大窪春菜氏**（ポルトガル語医療通訳、三重大学医学部附属病院　総合サポートセンター）、**大島ヴィルジニア・ユミ氏**（ポルトガル医療通訳、ブラジリアンコミュニティ通訳者サポートの会（Cooperativa de Intérpretes Brasileiros no Japão）、**大津テルコ氏**（ポルトガル語通訳、鈴鹿回生病院及び鈴鹿回生病院付属クリニック、元医療通訳ボランティア）、**カルデナス・カルラ氏**（スペイン語・ポルトガル語通訳、桑名市総合医療センター 、ICM認定医療通訳士、JADPうつ病アドバイザー／JADP上級心理カ

ウンセラー）、**白阪琢磨**（医師、独立行政法人国立病院機構大阪医療センター　HIV/AIDS 先端医療開発センター　特別顧問）、**杉尾美恵子氏**（ポルトガル語通訳、ブラジリアンコミュニティ通訳者サポートの会（Cooperativa de Intérpretes Brasileiros no Japão）　医療通訳者－日本赤十字社ボランティア・指導員　AIMIS 通訳（愛知県医療通訳システム）、**鈴木マーガレッチ若子氏**（ポルトガル語通訳、ブラジリアンコミュニティ通訳者サポートの会　（Cooperativa de Intérpretes Brasileiros no Japão）AIMIS（愛知県医療通訳システム）、**清野央子氏**（ポルトガル語通訳、三重県総合医療センター、市立四日市病院）、**菊愛凛氏（ティンキコ ミリアム）**（フィリピノ語通訳　全国医療通訳者協会 NAMI）、**永尾真美**（医療通訳コーディネーター、地方独立行政法人大阪府立病院機構　大阪急性期・総合医療センター）、**成相晴美氏**（島根大学医学部附属病院　医療ソーシャルワーカー）、**東政美氏**（看護師、独立行政法人国立病院機構大阪医療センター　HIV/AIDS 先端医療開発センター）、**三浦恵理氏**（ベトナム語通訳　全国医療通訳者協会 NAMI）、**森田直美氏**（英語通訳、代表理事　全国医療通訳者協会）、**林紹成氏（リン・ショウセイ）**（中国語通訳、りんくう総合医療センター）、執筆及び監修してくださった**南谷かおり**（医師、りんくう総合医療センター）、**ワキモト隆子氏**（ポルトガル語医療通訳　三重大学医学部附属病院総合サポートセンター）、日本語アドバイスしてくださった**宇藤美帆氏（公益財団法人　三重県国際交流財団）**、日本語アドバイスをしてくださった**東由紀子氏**、編集・レイアウト出版にご尽力下さった**大杉剛氏**に心深く御礼申し上げます。

　本書は部分的には専門書でありますが、必要な人の手助けになれば幸いです。

　多くの方々の健康と平安を、心から願っています。

中萩エルザ

2023 年 10 月

目　次

医療通訳者の仕事

【注】医療通訳者とは：医療通訳者は、日本語が母国語でない、若しくは日本語での
　　コミュニケーションに制限がある患者等に対して、日本語での医療・保健を安全
　　かつ安心して提供するために、通訳技能と医学知識を用いて相互理解を支援する
　　専門職と考えられる。

厚生労働省 HP より。

第1章

来日する外国人

日本語のわからない患者の特徴

　来日する外国人（観光客を除く）は様々な理由、条件、状態でこの国を訪れます。言葉もわからないままにこの国に来る人も多い。他国へ移民をしていった私たちの先祖もそうでした。とても勇気のあることだし、それだけでも強い人々なのだと思えます。

　誰もが知らない場所で、病気になり、入院したり手術を受けるなどを想定していないでしょう。多くの人は今までの生活より、より良い機会を求めてやって来る。来日時には単身やカップルの人もいれば幼い子どもと一緒の家族連れの人たちもいます。留学・研修、出稼ぎと、来日事情も様々で、目的は金銭であることも多い。中には、初め計画していた目標とは異なる人生をたどってしまう人もいるのです。

　ブローカーに渡航代をはじめ、住居費、仕事先への送迎料金、来日した当初の入国管理局や市役所への、外国人滞在手続きなどにかかる費用を、出国時に借金してくるそうだ。仕事先の景気によりすぐに解雇ができるように、仕事契約は1〜2か月毎の更新の場合もある。仕事の内容は様々ですが、多くは工場での機械オペレーターやライン作業で、交代制です（2〜3交代勤務、2日出勤2日休み制など）。8時間勤務以外に3時間の残業、合計11時間勤務は普通です。だが、それは金銭的にはありがたいことらしい。景気が悪くなればすぐ解雇さ

れてしまう条件で仕事をしているため、例え自分の健康のための受診であっても休みにくい、休みたがらないと聞いています。それゆえに、彼らには安定した生活や地域との繋がり、それに日本語の習得、子どもたちの学校や友達作りなどは困難なのです。

　日本人にとって当たり前なことでも、来日して日の浅い外国人にとっては日本のことは良くわかりません。例えば、救急車は無償であることや、会社（工場）によってはシフト制勤務体制がある事などです。医療機関の種類（公立病院・クリニック・大学病院・保健所など）の違いもわかりません。選定療養費、医師からの紹介状の必要性、処方箋なしでは買えない薬があること、処方箋の有効期限や院内・院外処方箋薬局があること、病院の診察の流れや会計後に薬が渡されることなど知らず、戸惑うことが多いのです。

　来日する外国人は、物事への理解度や母国での教育レベルは様々です。時にはＶＩＰに医療通訳することもあるし、母国語で説明してもわからないかもしれない人たちもいます。

スキンシップの習慣が少ない日本人文化に違和感がある

　彼らは言葉が通じないがゆえに、変な「差別感」を抱いてしまうことがあります。

　例えば、電子カルテ時代になってから、コメントが更に多く寄せられるようになったのですが、「日本人医師は冷たい、診察の時は患者の顔も見ず、体も丁寧に触れてくれない。これは差別ではないのか？」などの不満を耳にするが、私はそうではないと思います。日本人は大人同士のハグや握手などのスキンシップの習慣が少なく、ソー

シャルディスタンスを守る文化を持っている。だから、それは差別ではないのだと、私は彼らに説明をしています。

　出身国にもよりますが、外国人は権利主張をはっきり伝え、自分が不利にならないように言葉で表現します。

外国人は権利主張をはっきり伝える

　次のようなケースがありました。

　普通分娩で出産した女性が、赤ちゃんの臍帯（さいたい）がついたまま5日目に退院を告げられた。

　彼女は「臍帯が感染するかもしれない」、「先程沐浴後少し出血していた」、「何か問題が起きたらどうするのだろうか？」など看護師に質問ずくめのあと、看護師の名前を記入し、「何かあれば責任を取るという書類が欲しい」と言った。看護師個人では、書類は書かないが、病院側も小児科医も何かあれば直ぐに対応すると確約してくれた。「口約束は信じられない、書類にして欲しい」と頼まれ、私が通訳をすることになったのです。このようなケースは日本人女性には見慣れないことだと思います。

　別のケースですが、日本語が少し理解できる外国人がある病院に入院した。その際、「外国人患者に説明すると長くなるから対応するのは嫌だ。言葉に気を付けないと揚げ足を取られる、外国人患者は細かいので手抜きはできない」等の看護師の会話を偶然耳にした患者は「この病院の職員の教育がなっていないから、上の人と話したい」とクレームを訴えた。そのことで通訳することになりました。

また、交通事故に遭い救急搬送されたケースでは、下腿骨折と診断され、翌日手術を勧められ、手順が伝えられた。本人はセカンドオピニオンを求めたいと申し出たが、その場合はいったん自主退院の書類にサインする必要があると言われました。命に危険があること、合併症や後遺症などの説明を患者が理解したうえでなら自主退院ができると言われた。本人は他の医師の意見を求める権利があると訴えたが、医師からの対応はまるで脅迫されているような感じだったそうです。そこで私が通訳に呼ばれたのです。

通訳者は家族・親戚・知人ではないことが望ましい

　なんといっても子どもの方が物事の吸収が早い、それは語学習得に関してもそうだ。患者は自分の子どもを"通訳"代わりに連れてくることがあるし、少しでも日本語がわかる家族・親戚・知人がいればその人たちに"通訳"を頼む。しかし子どもの語彙力は年齢に応じて限界があります。専門用語に関しては、通訳者が理解する範囲で、知っている言葉に通訳することもある。また、家族の深刻な状況を伝えなければならない任務や、責任はその人または子どもには計り知れない負担となります。

カタカナ表記の名前・和暦／西暦・地図（行先・待合場所）の伝え方

　外国人のフルネームは長いことが多く、苗字か、名前かがわかりに

くい。カタカナに変換すると記入欄には一部しか入らないので、本人が受付等で呼ばれる時、呼ぶ側も戸惑う。同じ診療科で家族（年齢の近い兄弟・姉妹）が受診する場合は特に注意しなければなりません。

　日本式の日付けの書き方、特に日本では西暦以外に和暦が使われることを知らない場合があります。

　また、不思議なことがもう一つあります。それは日本人が位置を示す場合に「この道を北の方向に」などと東西南北で示すことです。まるでいつもコンパスを持っているかのようで、なぜそれがわかるのか。外国人の場合、何かの表示に対して左右・前後で示します。ですから、待ち合せ場所や、病院内の部屋などを伝える際は注意しなければならないのです。

第2章
日本人医療スタッフ

　日本人はとても丁寧で、親切で、説明が行き届いているが、言葉が足りず、言おうとすることがわかりづらいことがあります。それは、日本人の患者の場合は言葉が少なくても状況を"読み"、質問をあまりせず、流すことができるからでしょう。

　通訳を介しての診察になれているスタッフは、通訳をする時間と相手が理解する時間を待ってくれる。それは通訳者としてはとてもありがたいことです。スタッフの中には簡単な会話、「おはよう」「じゃ、次回までね、ありがとう、元気でね」「これで終わりだよ」などをその国の言語で話せる方もいて、いっそう親近感が生まれます。

　医療通訳には関係ないのですが、挨拶代わりにこのような会話がありました。

　冬で室外は寒く、診察室でストーブを焚いていた。医師は「これに触れると火傷をするから気をつけください。あなたのお国ではこのようなものはありますか?」

　患者は、医師とは医療の話をするだけなのかと思っていたので、「いいえ、私の国はこんなに寒くないのでこのような暖房器具はありませんよ。日本はすごいんですね。手を汚さず石油を補充できる装置まであるので、びっくりしましたわ〜」とホッとした表情で医師と言葉を交わしました。

日本人の心遣い

　アフリカ系の外国人留学生が結核で入院し、その後通院することになった。保健師と医師は丁寧に病状を説明しDOTs（結核治療法の Directly Observed Treatment, short course の頭文字。直接服薬確認療法）のプログラムに従ってもらうことを説明しました。異国で1人で感染症と診断され、当初は隔離病棟に入院し、治療は1年かかるかもしれないと言われた。留学生は、保健師には何回も「心配ではないか、不安ではないか」とたずねられた。しかし日本の行き届いた医療サービス、医師・スタッフから受けるケア、さらに自分の感情にまで気を遣ってくれ、通訳も手配してもらったことに感動して、「病気が治ったら、いっぱい勉強できる勇気が倍増した！」と話したという。

　別のケースだが、フランス語圏の終末期を迎えた患者の家族へ説明通訳に入ったことがあります。カンファレンスルームに案内され、それぞれの分野の専門医があらゆる質問に答えました。治療計画を話し合いのもと決め、最後には葬儀会社のことも説明を受けたそうです。
　その後、患者は亡くなってしまったが、日本の健康保険に加入していたので、入院費・治療費などには高額療養費制度が適用された。海外では考えられないほど費用は安く、その上、対応が素晴らしかったと家族は喜んだ。日本の医療スタッフ、医療保険はやはり優れていると確信しました。

日本人医師が患者の家族に寄り添う

このようなこともありました。ADHD（Attention-Deficit / Hyperactivity Disorder：注意欠如・多動症）という発達障害の疑いのある患者の通訳で、小児科のある病院に行った時のこと。

心理士の検査を何回受けても診断は「境界線」であった。診察は繰り返し行われ、薬物治療を開始するか否か、患者の学校の先生も同席していた。親は子どもに薬を飲ませたくないという思いがあり迷っていたようでした。

医師は時間を気にせず、母親の不安と心配をゆっくり聞き取って、「少量の投薬治療開始で、様子を見ながら副作用が出れば中止ということでいかがでしょうか？」と説明のうえ、保護者に選択肢を与えた。この診察には40分以上もかかったが、患者に寄り添う日本の医師の診察の仕方を経験しました。

問診表の答え方に気を付ける

どの言語にもある独自の言い回しは慣れないとわからないものです。日本語で、
「トイレが近いのですね」は外国人にとっては、トイレとの距離が短いと解釈します。
「胸はキレイですよ」という言い回しでは、疑わしい影がないという意味が伝わらない。
「この部屋はきれいだから……」だけでは、清潔なのか美しいのかが直ぐにわからない。

「骨にひびがはいっただけですよ」だと、通訳をする場合、骨折であるのか、そうでないのかがわかりにくい……などの例があります。

　そして、外国人の場合に 「○」「✔」の代わりに問診表に「×」と書いてしまうことがあります。

　例えば、「当てはまる箇所にチェックを入れてください」という問いに「×」を書くと、日本語では、これは当てはまらないと解釈するのが一般的です。しかし、外国人は「×」と印を付けた部分が自分に当てはまるという逆の解釈をするのです。

　ここで医療従事者の方々にお願いがあります。通訳をしやすくするために、質問はできるだけ平易な表現と短い文章で作成し、それを通訳するための時間と患者側がメモを取るための時間を頂きたい。

同意書を得るときの難しさ

　医療通訳で壁に当たるのは検査・輸血・麻酔科や手術前の同意書にサインを書いてもらう時です。医師や専門職員は難しい言葉で話しているつもりはないのですが、慣れているのでつい専門用語を使って話してしまうのです。

　外国人患者にとって、検査や処置のリスクの可能性の説明を聞いていると、施術を受けるのが怖くなり諦めたくなるのは仕方がないですが、署名しなければ事は進まないのです。

　日本人の患者であれば、言葉の意味もわかるし自分でも調べられるので時間はかからない。ところが外国人患者は専門用語を一つ一つ解

読し、後日、ゆっくりインターネットで調べたり、母国の医師に問い合わせたりしていると、説明は1回で済まないこともあります。それでも、医療スタッフは根気よく説明し待ってくれる。通訳をしていて気持ちは複雑ですが、感謝しきれません。

第3章

通訳の難しさ

「医療通訳」は、患者の言葉を医師に、医師の言葉を患者に的確に伝えなければなりません。

　主語が明確でない、単数なのか複数なのかわからない、「これは訳をしなくてもいいよ」と言われたらどうするか、その他いろいろと難しいことがあります。

　家族の病歴や問診時に「兄弟は何人いますか？」と聞かれると、日本では自分を含めて総数を答えますが、外国では違います。それに、例え順番からすれば弟だとしても、最初の男子であれば、長男となるからです。

　聞き方としては「ご両親には何人子どもがいますか？　産まれた順番に言ってください」と聞かれる方が答えやすいのです。

「これは訳さなくてもいいよ」と医師か患者のどちらかに言われた時は困ります。

　私はあらかじめ、患者には「言ってもいいことは私が訳しますので伝えてください。知られたくないことや言ってほしくないことは私に言わないでください。しかし、言わないことで医療的には困難になるかもしれないですよ」と伝えています（例えば、カミングアウトしていないドラッグユーザーであることや、性的指向など）。

医療従事者には「患者に言わないで、と言われたら、どう答えましょう？」と確認します。

日本語はある程度漢字の基礎を理解すればわかりやすいが、やはり外国人には日本語は難しいのです。

日本語には擬音語が多い

日本語をマスターしている人には、主語がなくても、文章を最後まで聞かなくてもイントネーションで伝わります。時制や人称もわかるのはとても不思議です。それに日本語にはオノマトペ（擬音語）が多いので、短い文章でも意味が伝わるのです。痛みを表す場合はおよそ15個の異なった表現（オノマトペ）があるとされています。痛みの特徴で医師は判断して、「どんな痛みですか？　シクシク、チクチク、キリキリ、ヒリヒリですか？」と問います。それぞれの言語での表現や、状況を例える言い方などを準備しておくとよいでしょう。

ちなみに、アルコールの種類とその度数を知っていると役に立ちます。アルコール飲む頻度や量も明確に言ってもらえると助かります。例えば、【○○酒 / ビール /、何ml、日・週に何回】など。

医療通訳は逐次通訳の方が良い

医師は短い文章で質問をしますが、通訳はその倍の時間をかけて話していることがあります。患者側からの答えはもっと時間がかかることもあります。患者と通訳の2人だけで話していると、相手は「変だな、これでいいのかな」と感じるところですが、私は通訳者としてそ

の経緯を双方に追加説明するようにしています。

　日本語の構造で文章を最後まで聞かないと、肯定文なのか否定文なのかわかりません。したがって、同時通訳より「**逐次通訳**」がお勧めです。

　ある時、長くて複雑なケースの電話通訳を行ったことがあります。その中で、「○○癌が肺に転移しています」というくだりがありました。「肺」という言葉を単数にすべきか複数に訳すべきか迷いました。言語によって複数形はさまざまです。その時は、
「転移は両肺ですか？　それとも右肺ですか、左肺ですか？」とより正確な通訳をするため医師に確認しました。

通訳者が感じる日本語の難しさ

　医師が尋ねる「下痢や嘔吐はどのくらいありますか？」、「熱が続くようならまた受診してください」、ポリープ摘出や生検査後に「出血が止まらなかったら直ぐに病院に連絡ください」などは日本語を話せない患者から、「連絡時には通訳が居るのですか？」とよく尋ねられます。

　また「**様子を見ましょう**」、「**大丈夫、大丈夫！**」はどのように訳すれば外国人が納得するのか考える。私としては、患者の「様子」の内容を具体的に、「いつ、何を、どのように、その頻度」を言ってもらうようにお願いし、それを訳しています。

延命治療や DNAR 指示—心肺蘇生否定を含む通訳

　外国人患者が高齢化してきていること、または重篤な患者の場合、ＤＮＡＲ（英語の頭文字で Do Not Attempt Resuscitation、つまり心肺蘇生を否定：蘇生措置拒否）指示の説明の通訳者を依頼される場合があります。専門用語を知るというより、人生の生き方・哲学・価値観などを含めた患者の言葉を漏らさず、医療側に伝える重要で難しい場面となります。家族会議をされることもあり、ＤＮＡＲ指示の書類を示され同意するか否かで、患者と家族は悩む。１時間を超える通訳になるかもしれないので、体力、集中力を落とさず務めることになります。

　まだ若くて人生これからという、ある女性の事例でした。

　治療が困難な場合の処置として、主治医がＤＮＡＲ指示の説明をした時、目に涙をいっぱい浮かべ、「医師は私に生きる希望を捨てさせ、見放したのですか？」と尋ねました。

　医師は「そうではありません。良くなる見込みがあると判断すれば、全力で医療を尽くします。治る見込みがないと判断した場合は、挿管や心臓マッサージすることで肋骨骨折の可能性があり、かえって患者は非常に苦しむことになります。万が一の時に備えて、あなたの考えを知っておきたいのです」と言った。

　とても深い意味合いの通訳場面でありました。

第4章

医療通訳倫理・専門用語を知る

通訳の報酬・守秘義務

　通訳の依頼は個人（自営）、病院、所属通訳会社、所属ボランティア団体などから受けます。報酬は一時間単位・ケース単位、半日単位、交通費込み・交通費無しなど様々であり、決まってはいません。私としてはどんな形であれ、守秘義務があるのはもちろんのこと、通訳の質は変わってはならないと思う。自分が出来ることを最大限に出せることが良いと考えています。

　どの職業もそうですが、家族の理解と同意が重要になります。通訳依頼はどのくらい時間がかかるかわからず、予測が難しいからです。現場は感染リスクが多いし、もし自宅に小さい子どもや年配の人がいる、持病を患っている人がいるなど、また特に本人が免疫抑制剤を服用している場合等は、リスクに対していろいろ考えなければなりません。

　医療機関を出る前には手洗いは欠かさず、口腔内を洗浄し、帰宅後はシャワー室へ直行する、着衣は洗濯する。体調が悪いときは早めに依頼者側に連絡をして代わりの通訳を依頼する、自分自身無理をしないよう、感染症を媒介しないように気を付けています。

　守秘義務があることはもちろんのこと、金銭の貸し借りは絶対にしない。知らない専門用語は確かめ、言い回しは当人に確認をとるなど

は基本です。患者の所持金が足りない場合は医療機関の会計窓口で事情を説明し、分割・後払いなど行ってもらう。最初の頃は、病名、治療の方法、検査結果、次回の受診日、尋ねたいことなど大切な項目の全てをメモし、その複写を患者に渡していた時期があったが、個人情報が詰まっている用紙の管理に関して、注意を受けたのがきっかけとなり現在はしていない。以降は、あらかじめ患者にメモを取ることを伝え、大切な項目を箇条書きにした用紙を患者に渡し、それを持って診察室に入ってもらう。個人情報が記載された用紙は、患者自身に責任を持って管理するようにお願いしている。それは、遠隔通訳であっても同様です。

　通訳言語以外に、基本的な英語を知っていると便利だと思います。専門用語がわからない、あるいは咄嗟に言葉が思いだせない場合、医療従事者に漢字で書いてもらい、英語で教えてもらえば、多くの場合は助かります。

　自分の弱点を知っておくことも大事です。私は数字を瞬時に訳すのが苦手なので、検査結果や数字を使う文書がある場合は医療従事者と患者に数字を見せて確認をしてもらう。その方が理解されやすいように感じるからです。

　通訳には対面通訳、電話通訳、ビデオ通訳、インターネットを介しての通訳などがある。20年前ぐらいまでは、日本には外国人が少なかったこともあり、プライバシー尊重の点や顔が見えない相手とのやり取りである事、またその人の語学力がわからない事もあり、医療側からは電話通訳は受け入れてもらえなかった。しかし外国人が増えるにつれ、通訳・翻訳会社も増え、遠隔通話ツールも進化してきた。特

にコロナ禍を経た今では、通訳は要請しやすくなっている。とはいえ、日本語ともう一つの言語を話すことが出来るからといって、通訳が務まるとは言えない。特に医療現場では、専門用語を知るだけではなく、双方の文化や感情を読み取る力がなくてはならないのです。物事を割り切る力を持つことも必要だと思います。

　対面では双方の表情が読み取れ、また、検査画像や血液検査結果などを見せながら説明できるので、通訳がしやすい。しかし、電話通訳やその他のツールでは聴き漏れ、通訳漏れ、訂正など、更にもう一段階高い通訳能力が必要となり、相手の協力も必要となってきます。患者には症状の部位を指さしてもらう、スタッフには手続きの手順や病名をローマ字で書いて患者に渡して貰うことなどをお願いしています。

通訳者は気を抜かず相手を尊重する

　通訳の基礎の一つとしては「本人が話した言葉に何も加えない、また引かない」だが、私はそうでなくてもよいと思っています。コロナ禍の当初、保健所からの依頼で電話による感染者と濃厚接触者への通訳が殺到しました。そんな状況の中で筆者は「通訳をしやすくするために、質問を追加します」と付け加えたうえで、生年月日、発症した日、その2日前の行動、マスクしていたか否か、仕事場や食事をした場所の確認、人が集まる場所（パーティー・教会など）に出向いた際に、誰が参加し、どんな位置にいたかをまとめて聞いた。本来は通訳の仕事範囲ではないのですが、情報が多いほうが診療がスムーズに運ぶため、双方にとって有効的だったと言えます。それに関して、双方からクレームもありませんでした。

出来れば、患者は意思疎通ができる程度の日本語能力があると良い。**患者本人が直接医療従事者と話すことが望ましい**と思うからです。とはいえ、通訳者は、2人の会話を気を抜かずに聞くことが大切です。

　患者は「はい、はい」と言って、全て説明などを理解したようであっても、診察室を出てから通訳にその内容を確認することがあります。それは誤解や間違いに繋がる危険性があるので質問などは通訳者にではなく、医療従事者に直接尋ね理解することが望ましいので、再び診察室に戻って、医療従事者から直接患者に説明をしてもらい、その場面に通訳者として介入することもあります。

　通訳者は、互いの言語がわからない者同士を、その場で繋ぐのが役割なのです。

　日本語の意思疎通ができる（と思った）患者と医師とのある場面を一つ紹介します。診察室での会話がスムーズに進み、終わる頃に「最近変わったことはありますか？　何か言っておきたいことはないですか？」と医師が尋ねたところ、患者は「最近自分は少し柔らかい」と答えたのです。

「え？？」と聞き直すと再び同じ答えを繰り返しました。

「柔らかい」とはポルトガル語で「me sinto "mole"」と言って、「だるい」という意味になるのですが、直訳すると確かに「柔らかい」という意味にも取れるのです。このように直訳が通じないことが多々あるのです。

　通訳する内容が難しく、話者の声が低い時、通訳者が考えながら訳する時などに気を付けるのは、自分の顔の表情だと思います。今思う

と、最初の頃は無意識に目を閉じて話を聞き、眉間にシワをよせ難しい表情をしていたのではないかと反省しています。

　日本の医師と海外の医師の場合や、海外保険会社での通訳は専門性、正確性が更に問われ緊張する場面です。このような場面では、はっきり、ゆっくり、確認しながら訳すことをお勧めします。

通訳がネイティブであるか日本人であるかの差異

　通訳者が日本人で、日本文化の背景で育っている人であれば、自然と細やかな気遣いがあります。医療通訳現場では時として、それが足かせとなることがあるのです。それは、医療スタッフ（日本人）の状況や心境を考えすぎて、焦って通訳してしまう。通訳時間が長くなってくると他の患者が待っていることが気になって通訳に集中できないことがあります。気を回し過ぎて中庸であるべき立場を保つことが難しいことがあります。

　例え患者がある程度の日本語を話せても医療現場では通訳者が介入することが望ましいと思っています。日本語で意思疎通できる部分は内容が確実に伝わっているのかを確認しつつ、内容に不安な部分があれば患者と医師の会話に通訳として介入することが必要なのです。こういった場面の観察者としての役割も、医療通訳者の業務だと思うのです。

医療通訳者の倫理と行動規範については、全国医療通訳者協会の代表者である森田直美氏のご意見をお伝えします。

医療通訳者の倫理綱領と行動規範

森田 直美

一般社団法人 全国医療通訳者協会

倫理や行動規範と聞くと、みなさんは何を連想されますか？　難しそう、堅苦しい、面倒くさそう……。いえ、いえ。すでに私たちは、毎日の生活を社会的規範、つまりルールにしたがってほぼ無意識に生活しているのです。交通ルールを守る、約束を守る、挨拶をするなどです。これらは社会の一員としてお互いが快適に過ごすためのルールで、子どもの頃から少しずつ学び身につけるものです。社会人になれば、組織の一員としてマナーや礼儀、服装や髪型、接客方法や上司への業務報告など決まりが増えてきますが、大人としてルールに自然と従いながら私たちは生活しています。

医療通訳者には、社会や職場のルールだけではなく、専門職として守らなければならない特別なルールがあります。特に大切なのは「守秘義務」「正確性」「中立性」「公平性」「透明性」「役割の境界を明確にする」「異文化理解と文化仲介」です。

「守秘義務」は通訳者が、業務遂行中に知り得た個人情報や会話の内容を他者に漏らさないことです。通訳業務が終わり、自宅で夕飯を食

べながら患者さんの話を家族にする……ということはしてはいけません。私たちが通訳をするときに扱う内容は、クライアント（患者や医療者）のものであり、私たちが許可なく他者に話すことはできません。それは、看護師さんや栄養士さんが病院の外で患者の話をしないことと同じです。勝手に情報を漏らしたことで、本人に損害を与えたときには、訴訟になる可能性もゼロではありません。

「正確性」も大事です。通訳者は、正確に訳出するためにベストを尽くさないといけません。元の発言を追加、省略、変更することなく、すべてのメッセージを訳すように努める必要があります。自分が理解した部分だけを通訳したり、言葉を足したり、解説や感想を付け加えることはできません。不明な点は、聞き返して確認をしたり、辞書を引くなどしましょう。記憶を保持するためにメモ取りも行います。技術の工夫や専門用語の習得も専門職として大事です。

　でも、どんな通訳者も完璧ではありません。もし訳出の間違えに気付いたならば、その時はすぐに「すみません、先程の訳出を訂正させてください」と正直に伝えることが大事です。誠実にクライアントに向き合うことが安心と信頼の獲得につながります。

「中立性」は、いろいろな解釈がありますが、誰か一人の肩を持たず、「公平」に振る舞うことです。例えば、問診中に医師が知りたいと思っている情報だけを通訳者がふるいにかけて伝えたり、逆に患者の味方になり過ぎると医師と患者の会話ではなくなってしまいます。自分の考えや信念を訳出に反映させないことも「中立」のために大切です。例えば、あなたが人工中絶に反対だったとしましょう。ある日、中絶を希望する妊婦さんを担当することになりました。訳出の言葉を選ぶときや自分の表情に考えが反映されないように意識しましょう。

もし、どうしてもそれが難しいと思う時は、事前に担当から外してもらうこともプロとしては大事な判断です。100パーセント実力を発揮できない業務は、お断りすることも検討しましょう。

「透明性」は、会話中に発言されたことが、参加者全員に伝わるように全て通訳をすることです。通訳者が患者に確認をするために直接質問したり、医師と話すときには、必ず一言「～の話をするので少しお待ちください」などと許可を得て、参加者全員に会話でいま起きていることを伝え、透明性を保つことが大事です。

「役割の境界を明確にする」は、業務内外で専門家としての責任範囲（役割の境界）を保持することです。私たちは、言葉を正しく伝えて、参加者間での会話を成立させる、そのお手伝いをすることが役目です。医師でもなければ、看護師でもありません。ですから、患者さんに通訳者が医療的なアドバイスや治療に対する個人的な意見などをすることはできません。必ず「先生に聞いてみましょう」と専門家に繋げます。病院は、専門家集団の集まりです。それぞれが自分の業務の境界線を理解して患者さんを支えています。通訳者もその一員であることを忘れてはいけません。

　通訳者が仲介役を果たすこともあります。「異文化理解と文化仲介」はその一つです。医療の現場では、会話の内容だけを正確に訳出しても、コミュニケーションが成立しないことがあります。通訳者は、相互の会話の理解に文化的背景などの知識がなければ明らかに適切な情報伝達ができないような場合、介入し会話を促進することができます。その場合、通訳者の考えや参加者の文化を、憶測で訳に反映せずに、文化的説明が必要と感じたら、いったん通訳を中止し「すみません、通訳者からのコメントですが……」と補足をしてから、「先生か

ら患者さんに確認をお願いします」あるいは「患者さんから先生に聞いてみてください」などと参加者に発話を促しましょう。

　医療者と患者の間には非対称性といい、治療を提供する側と受ける側、情報の差、文化や制度、医療習慣など立場や背景が異なります。時には、その差を埋めるために訳出以外の役割を通訳が果たさないといけないことが現場ではあると思います。どうすればいいのか、悩みますよね。いつ通訳者から別の役割（例えば、文化仲介者や患者擁護者）に切り替わればいいのか、切り替える必要があるのか……。正確に判断しないと通訳者としての規範から逸脱してしまいます。良かれと思ったことが、患者さんの主体性を奪ってしまったり、患者が理解できないために、医師の代わりに勝手に説明を付け加えたらどうなるでしょう。

　このように、現場でどう判断していいか迷ったとき、頼りになるのが医療通訳者の倫理綱領であり行動規範なのです。

　倫理綱領とは、医療通訳者の専門職としての価値観であり、行動の指針になるものです。行動規範とは、倫理綱領を通訳業務レベルに具体化したものです。「これどうしたらいいの？」という倫理的問題に直面した時にみなさんの判断基準になるものです。

　現場で困った問題に直面した時に、どうすればいいのか。みなさんが判断しなければなりません。判断に「絶対」はありません。でも独断ではなく、最善と思う方法を倫理綱領や行動規範を思い起こしながら、「なぜ、今、これをする必要があるのか」を考えましょう。それは、通訳者の身を守ってくれることにも繋がります。

　問題解決の練習には、通訳研修への参加やグループでの事例検討が役立ちます。積極的に機会を利用して専門職として周りから信頼され

る医療通訳者を目指しましょう。

【参考文献】

厚生労働省．テキスト「医療通訳」．日本医療教育財団．2017.

Marjory Bancroft et al. The Medical Interpreter -A Foundation Textbook for Medical Interpreting. Culture & Language Press, 2016.

　筆者がメンバーであった JAMI（Japan Association of Medical Interpreter）、2011 年の医療通訳士倫理規定条文を引用し、一部記載します。（1）守秘義務、（2）正確性、（3）公平性、（4）業務遂行能力の自覚と対応、（5）知識・専門時術の維持・向上、（6）医療通訳環境の整備ならびに他専門職との連帯、（7）権利の擁護、（8）医療通訳士の自己管理、（9）専門職としての社会貢献、以上の 9 条です。

医療通訳では専門用語を覚えること

　体の部位（解剖学）、症状、病名、検査の種類・項目、薬物の種類、基本的な医療制度を覚えることは必須です。大きい部分から細かい部分へと覚え、医学用語の形容詞は一般用語の形容詞とは違う事を理解すべきです。

　骨の名前、それに沿って血管（静脈、動脈）と神経の名前を覚えること。臓器はそれぞれの部位、位置、血管配分、神経配分とそれぞれの働きも知っていると安心だ。どこから組織を採取したか、手術の場合、どこの部分を切除し、繋いだ部分を説明する時に必要だからです。

　専門用語の定義はかならずしも知っておく必要はありませんが、知っていると便利です。

　よくある用語の一覧も覚えておくと良い。（例：～炎（咽頭炎、心膜炎）、～腫　種（線維腫種、子宮筋腫）、～化（線維化、石灰化）、～切除（ポリープ切除、痔核切除）、～摘出術（子宮摘出、扁桃腺摘出）、亢進（症）・（甲状腺機能亢進症、代謝亢進）、低下（症）（副腎機能低下症、視力低下）、～血症（高脂血症、高いカルシウム血症）、～糖（血糖、乳糖、）など。

　専門用語の定義や体の仕組みなどの説明は、医療従事者がするべきであり、通訳はそれをしてはいけないことを念押して記載します。

医療通訳者が知らなくてはいけない専門用語の一部

　下記、一部であるが通訳者が覚えておく必要があると思われる言葉の一覧表。

診療科		解剖	症状	可能性の高い 検査 / 病名 / 治療
消化器科	口腔外科 / 歯科	頬	痛い	レントゲン
		舌	しみる・知覚過敏がある	生検
		歯茎	抜歯（歯を抜く）	パノラマ撮影
		歯根	噛み合わせが悪い	歯を削る
		歯髄	齲歯（虫歯）	クラウン
		唾液	かぶせ物・詰め物が取れた	歯の型取り
		唾液腺		歯根処置
		上顎骨		マウスピース
		下顎骨	義歯（入れ歯）が合わない	
			智歯（親知らず）の生え方	セラミック歯
			出血する	レジンの詰め物
			歯石がある	インレイの詰め物
			歯並びが気になる	インプラント
			口臭	ブリッジ
			デンタルフロス	歯磨き指導
			歯ぎしり	歯石除去（スケーリング）
				口腔衛生
				歯科矯正

				歯周病
				舌潰瘍
				フッ素塗布
				ホワイトニング
				麻酔 / 笑気麻酔
				歯科医師
				衛生士

診療科	解剖	症　状	可能性の高い 検査 / 病名 / 治療
消化器内科 / 消化器外科	咽頭		生検
		痛み	内視鏡検査
	食道： 頸部	嚥下困難（食べ物や飲み物を 上手く飲み込めなくなる状態）	
	胸部	むせる	
	腹部		
		胸やけ	潜血検査
	胃	吐き気	胃瘻
	底部	下痢	胃腸栄養
	上部	便秘	
	中部	胃痙攣	
	下部	おなかの張り	過敏性腸症候群
	胃角部	おなら	
	前庭部	げっぷ	

	幽門部 （ゆうもんぶ）	しゃっくり 味覚障害 （みかくしょうがい）	摘便（便の貯留や自然排便がで （てきべん）（べん ちょりゅう しぜんはいべん） きない時に介護者が指で取る） （とき かいごしゃ ゆび と）
	小　腸 （しょうちょう） 十二指腸 （じゅうにしちょう）	吐血（消化管上部からの出血を （とけつ）（しょうかかんじょうぶ）（しゅっけつ） 嘔吐したもの） （おうと）	ストーマ 大腸癌 （だいちょうがん）
	空　腸 （くうちょう） 回　腸 （かいちょう）	黄疸 （おうだん）	過敏性大腸症候群 （かびんせいだいちょうしょうこうぐん） クローン病
	十二指腸乳頭 （じゅうにしちょうにゅうとう）	血便 （けつべん）	
	大　腸 （だいちょう） 虫　垂 （ちゅうすい）		肝脂肪 （かんしぼう） 肝機能障害 （かんきのうしょうがい） 肝炎（Ａ型、Ｂ型、Ｃ型） （かんえん）（がた）（がた）（がた）
	盲　腸 （もうちょう） 上行結腸 （じょうこうけっちょう）		肝硬変 （かんこうへん） 肝癌 （かんがん）
	横行結腸 （おうこうけっちょう） 下行結腸 （かこうけっちょう）		肝移植 （かんいしょく） 女性化乳房 （じょせいかにゅうぼう）
	S状結腸 （えすじょうけっちょう） 直　腸 （ちょくちょう）		胆石 （たんせき） 胆嚢癌 （たんのうがん）
	肛門 （こうもん）		ヘルニア（食道、臍帯、 （しょくどう）（さいたい） 鼠径） （そけい）
	肝臓： （かんぞう） 前頭葉（右葉 （ぜんとうよう）（うよう） 左葉） （さよう）		

かんじっしつ 肝実質		きゅうせいすいえん 急性膵炎
そうかんかん 総肝管		まんせいすいえん 慢性膵炎
かんみゃく 肝脈		すいぞうがん 膵臓癌
もんみゃく 門脈		とうにょうびょう 糖尿病
ふくぶだいどうみゃく 腹部大動脈		
ふくぶだいじょうみゃく 腹部大静脈		
たんのう **胆嚢**：		
けいぶ 頸部		
たいぶ 体部		
ていぶ 底部		
たんじゅうえき 胆汁液		
すいぞう **膵臓**：		
とうぶ 頭部		
たいぶ 体部		
びぶ 尾部		
しゅすいかん 主膵管		
ふくすいかん 副膵管		

診療科	解剖	症状	可能性の高い検査	可能性の高い病名／治療
呼吸器内科	鼻腔	咳	胸部レントゲン	肺炎
呼吸器外科	気管	喀痰	酸素飽和度	喘息
	気管支	チアノーゼ	呼吸機能検査（スパイロメトリー）	肺気胸
	肺	呼吸困難		肺気腫
	肺胞	酸素飽和度		COPD
	横隔膜	血痰		肺塞栓
	肺動脈			
	肺静脈			

診療科	解剖	症状	可能性の高い検査	可能性の高い病名／治療
循環器内科	右／左　心房	頭痛	血液検査	高血圧症
循環器外科	右／左　心室	眩暈	心エコー	心不全
	上行／下行	動悸	心電図	心筋梗塞
	大動脈	失神	トレッドミル負荷テスト	心タンポナーデ弁疾患
	大動脈弓	チアノーゼ	ホルター心電図	動脈硬化症
	下大静脈	浮腫	心カテーテル検査	
	右／左肺静脈	胸の痛み	血管造影検査	
	右／左肺動脈	息切れ		
	上大静脈	頻脈		
	右肺静脈	徐脈		
	冠静脈	不整脈		

診療科	解剖	症状	可能性の高い検査	可能性の高い病名／治療
	僧帽弁 三尖弁 肺動脈弁 大動脈弁 心室中隔 心筋			

診療科	解剖	症状	可能性の高い検査	可能性の高い病名／治療
内分泌科・ 代謝・ 糖尿病内科	視床下部 下垂体 甲状腺 副甲状腺 胸腺 副腎	動悸 頻脈 徐脈 下痢 便秘 発熱 倦怠感 体重減少 体重増加 糖尿	血液検査 血糖値 HbA1c	糖尿病 女性化乳房 甲状腺腫 小人症 巨人症 代謝性アシドーシス インスリン注射 栄養指導

診療科（しんりょうか）	解剖（かいぼう）	症状（しょうじょう）	可能性（かのうせい）の高（たか）い検査（けんさ）	可能性（かのうせい）の高（たか）い 病名（びょうめい）／治療（ちりょう）
腎臓科（じんぞうか）	右（みぎ）／左（ひだり）　腎臓（じんぞう） 尿管（にょうかん） 尿道（にょうどう） 膀胱（ぼうこう） 糸球体（しきゅうたい） 前立腺（ぜんりつせん） 睾丸（こうがん） 精索（せいさく）	残尿感（ざんにょうかん） 尿漏（にょうも）れ 頻尿（ひんにょう） 血尿（けつにょう） eGFR	タンパク尿（にょう） 血清（けっせい）クレアチニン 尿検査（にょうけんさ） 逆行性尿路造影（ぎゃっこうせいにょうろぞうえい）	腎石（じんせき） 血液透析（けつえきとうせき） 腎不全（じんふぜん） 前立腺肥大（ぜんりつせんひだい） 前立腺癌（ぜんりつせんがん）

診療科（しんりょうか）	解剖（かいぼう）	症状（しょうじょう）	可能性（かのうせい）の高（たか）い 検査（けんさ）	可能性（かのうせい）の高（たか）い 病名（びょうめい）／治療（ちりょう）
神経内科（しんけいないか）・ 脳神経外科（のうしんけいげか）	脳（のう） 前頭葉（ぜんとうよう） 側頭葉（そくとうよう） 後頭葉（こうとうよう） 海馬（かいば） 脳硬膜（のうこうまく） 脳弓（のうきゅう） 小脳（しょうのう） 脊髄（せきずい）	転倒（てんとう） 痙攣（けいれん） しびれ ろれつが回（まわ）らない つまずく 麻痺（まひ） 直線歩行困難（ちょくせんほこうこんなん） 意識障害（いしきしょうがい） 昏睡状態（こんすいじょうたい）	脳波（のうは） CT MRI 脳動脈造影（のうどうみゃくぞうえい）	虚血性脳血管障害（きょけつせいのうけっかんしょうがい） クモ膜下出血（まくかしゅっけつ） 動脈瘤（どうみゃくりゅう） 脳梗塞（のうこうそく） 癲癇（てんかん） 認知症（にんちしょう） パーキンソン病（びょう） 昏睡（こんすい） 脳出血（のうしゅっけつ） 脳（のう）ヘルニア

診療科	解剖	症状	可能性の高い検査	可能性の高い病名／治療
血液内科	赤血球 白血球 血小板 血清 血漿 骨髄 脾臓	発熱 眩暈 食欲低下 吐き気	血液検査 骨盤穿刺	貧血 移植 GVHD

診療科	解剖	症状	可能性の高い検査	可能性の高い病名／治療
産婦人科	卵巣 卵管 子宮 頸部 体部 底部 膣 生理周期 排卵 胎盤 陣痛	生理痛 ほてり 発汗 動悸 PMS 不正出血 生理不順 胎動 浮腫	体温測定 血液検査 尿検査 GTT検査 妊婦検診 超音波 内診 遺伝子検査	生理／月経不順 分娩 分娩誘発剤 異所性妊娠 排卵誘発 全置胎盤 座位（逆子） ホルモン補充療法 卵巣嚢胞 子宮摘出 流産 中絶

			羊水過多（ようすいかた）
	臍帯（へその緒）（さいたい・お）		
	羊膜（ようまく）		
	羊水（ようすい）		
	子宮口開（しきゅうくちかい）		
	採卵（さいらん）		
	初潮（しょちょう）		
	閉経（へいけい）		
	更年期（こうねんき）		

診療科（しんりょうか）	症　状（しょうじょう）	可能性の高い検査（かのうせいたかけんさ）	可能性の高い病名 / 治療（かのうせいたかびょうめいちりょう）
感染症内科（かんせんしょうないか）	リンパ節肥大（せつひだい）	血液検査（けつえきけんさ）	結核（けっかく）
	発熱（はつねつ）	尿（にょう）	HIV/AIDS
	倦怠感（けんたいかん）	レントゲン検査（けんさ）	リンパ腫（しゅ）
	体重減少（たいじゅうげんしょう）	培養検査（ばいようけんさ）	HIV
	食欲減少（しょくよくげんしょう）	喀痰検査（かくたんけんさ）	梅毒（ばいどく）
	潜伏期間（せんぷくきかん）	胃洗浄検査（いせんじょうけんさ）	クラミジア感染（かんせん）
	ウインドウ期間（きかん）	CD4測定（そくてい）	サイトメガロウイルス症（しょう）
		ウイルス量測定（りょうそくてい）	風疹（ふうしん）
			麻疹（ましん）
			水疱瘡（みずぼうそう）
			流行性耳下腺炎（りゅうこうせいじかせんえん）（おたふく風邪（かぜ））
			丹毒（たんどく）
			減感作療法（げんかんさりょうほう）

診療科（しんりょうか）	症状（しょうじょう）	可能性の高い検査（かのうせいたかいけんさ）	可能性の高い／治療（かのうせいたかい／ちりょう）
乳腺外科（にゅうせんげか）	しこり 痛み（いた） 痒み（かゆ） 左右不均等（さゆうふきんとう）	発熱（はつねつ） マンモグラフィー CT 超音波（ちょうおんぱ） 生検（せいけん） PET検査（けんさ）	乳線炎（にゅうせんえん）／抗生物質（こうせいぶっしつ） 乳（にゅう）がん 乳房切除（にゅうぼうせつじょ） 放射線治療（ほうしゃせんちりょう） ホルモン補充療法（ほじゅうりょうほう）

診療科（しんりょうか）	解剖／用語（かいぼう／ようご）	症状（しょうじょう）	可能性の高い検査（かのうせいたかいけんさ）	可能性の高い 病名／治療（かのうせいたかい びょうめい／ちりょう）
整形外科（せいけいげか）	関節（かんせつ） 滑液包（かつえきほう） 滑液（かつえき） 骨端（こったん） 骨髄（こつずい） 軟骨（なんこつ） 骨膜（こつまく） 靭帯（じんたい） 脊椎（せきつい） 半月板（はんげつばん） 骨密度（こつみつど）	痛み（いた） 浮腫（ふしゅ）	レントゲン検査（けんさ） 超音波（ちょうおんぱ） CT MRI	造血（ぞうけつ） 骨折（こっせつ） 捻挫（ねんざ） ギプス 椎間板（ついかんばん）ヘルニア ぎっくり腰（こし） 骨粗（こつそ）しょう症（しょう） 靭帯損傷（じんたいそんしょう） 固定（こてい） 先天性股関節脱臼（せんてんせいこかんせつだっきゅう） 牽引（けんいん） 腫瘍（しゅよう） 腫瘍転移（しゅようてんい）

診療科	解剖／用語	症状	可能性の高い 検査	可能性の高い 病名／治療
耳鼻咽喉科	内耳 中耳 外耳 耳の小骨 鼻腔 声帯 咽頭	鼻水 痒み くしゃみ 鼻詰まり 出血	聴力検査 耳鏡	外耳・中耳・内耳炎 副鼻腔炎 咽頭炎 鼻炎 花粉症 減感作療法 抗生物質 抗アレルギー剤 舌下療法

診療科	解剖／用語	症状	可能性の高い 検査	可能性の高い 病名／治療
眼科	毛様体 角膜 虹彩 瞳孔 水晶体 硝子体 強膜 網膜 乳頭 視神経	裸眼 近視 乱視 老眼 眼圧 ぼやけて見える 見えにくい	視力検査 眼圧検査 眼底検査	点眼薬 結膜炎 網膜症 白内障 緑内障 弱視 眼底出血 網膜剥離 レーザー治療

診療科	症　状	可能性の高い病名
精神科	倦怠感	統合失調症
	不眠	依存症（アルコール / 薬物）
	過食	うつ病
	そわそわ感（焦燥感）	パーキンソン病
	イライラ感	認知症
	不安	不安症
	緊張	パニック障害
	誰もいないのに声が聞こえる	癖（性癖、盗癖など）
	妄想する	不眠症
	強迫観念	躁うつ病
		摂食障害
		感覚過敏
		双極性気分障害

診療科	症　状	可能性の高い病名
心療内科	強迫観念	うつ病
	自己肯定感が低い	不安障害
	衝動性	パニック障害
	選択性緘黙 / 全緘黙	依存症（アルコール / 薬物）
	対人関係が良くない	強迫性障害（強迫症）

診療科 (しんりょうか)	解剖／用語 (かいぼう)（ようご）	可能性の高い (かのうせい たか) 検査 (けんさ)	可能性の高い (かのうせい たか) 病名／治療1 (びょうめい ちりょう)	可能性の高い (かのうせい たか) 病名／治療2 (びょうめい ちりょう)
皮膚科 (ひふか)	皮膚 (ひふ)	皮膚荒れ (ひふ あ)	アトピー性皮膚炎 (せいひふえん)	尋常性ざ瘡(ニキビ) (じんじょうせい そう)
	真皮 (しんぴ)	痒み (かゆ)	アレルギー性皮膚炎 (せいひふえん)	皮膚癌 (ひふがん)
	汗腺 (かんせん)	ふけ	蕁麻疹 (じんましん)	白皮症 (はくひしょう)
	毛幹 (もうかん)	生検 (せいけん)	しもやけ	褥瘡 (じょくそう)
	皮脂腺 (ひしせん)		褥瘡 (じょくそう)	多汗症 (たかんしょう)
			火傷 (やけど)	知覚過敏 (ちかくかびん)
			爪真菌症 (そうしんきんしょう)	尋常性白斑 (じんじょうせいはくはん)
			帯状疱疹 (たいじょうほうしん)	

診療科 (しんりょうか)	用語 (ようご)	症状 (しょうじょう)	可能性の高い検査名 (かのうせい たか けんさめい)	病名／治療 (びょうめい ちりょう)
放射線科 (ほうしゃせんか)	金属類 (きんぞくるい) (化粧品・入墨など) (けしょうひん いれずみ)	痛み (いた)	画像検査 (がぞうけんさ)	放射線治療 (ほうしゃせんちりょう)
	治療計画体積 (ちりょうけいかくたいせき)	痒み (かゆ)	CT（コンピューター断層撮影） (だんそうさつえい)	
	臨床照射体積 (りんしょうしょうしゃたいせき)	腫れ (は)	MRI（磁気共鳴検査） (じ ききょうめいけんさ)	
		炎症 (えんしょう)		

48

診療科	用語	症 状	可能性の高い検査名	可能性の高い 病名／治療
癌科	抗がん剤	痛み	PET 検査	化学療法
		嘔吐	(陽電子放射断層撮影)	放射線療法
		吐き気	がん遺伝子パネル検査	免疫チェックポイント
		脱毛		阻害剤
		倦怠感	患者プランニングシート	緩和ケア
		発熱		

診療科	用語	症 状	可能性の高い病名／治療
麻酔科	吸入麻酔薬	ふらつき	全身麻酔
	静脈麻酔	頭痛	局所麻酔
		吐き気	脊髄くも膜下麻酔
			硬膜外麻酔
			末梢神経麻酔
			神経叢麻酔 (ブロック)

<ruby>診療科<rt>しんりょうか</rt></ruby>	<ruby>用語<rt>ようご</rt></ruby>	<ruby>病名<rt>びょうめい</rt></ruby>／<ruby>治療<rt>ちりょう</rt></ruby>
<ruby>理学療法科<rt>りがくりょうほうか</rt></ruby>	<ruby>伸<rt>の</rt></ruby>ばす	リハビリテーション（リハビリ）
	<ruby>一歩一歩<rt>いっぽいっぽ</rt></ruby>	<ruby>作業療法<rt>さぎょうりょうほう</rt></ruby>
	<ruby>繰<rt>く</rt></ruby>り<ruby>返<rt>かえ</rt></ruby>す	<ruby>言語聴覚療法<rt>げんごちょうかくりょうほう</rt></ruby>
	<ruby>歩行訓練<rt>ほこうくんれん</rt></ruby>	
	<ruby>歩行器<rt>ほこうき</rt></ruby>	
	<ruby>松葉杖<rt>まつばづえ</rt></ruby>	
	<ruby>杖<rt>つえ</rt></ruby>	
	コルセット	

子どもによくある病気

<ruby>診療科<rt>しんりょうか</rt></ruby>	<ruby>症状<rt>しょうじょう</rt></ruby>	<ruby>病名<rt>びょうめい</rt></ruby>
<ruby>小児科<rt>しょうにか</rt></ruby>	<ruby>発熱<rt>はつねつ</rt></ruby>	<ruby>麻疹<rt>ましん</rt></ruby>（はしか）
	<ruby>嘔吐<rt>おうと</rt></ruby>	<ruby>風疹<rt>ふうしん</rt></ruby>
	<ruby>下痢<rt>げり</rt></ruby>	<ruby>手足口病<rt>てあしくちびょう</rt></ruby>
	<ruby>湿疹<rt>しっしん</rt></ruby>	<ruby>水<rt>みず</rt></ruby>いぼ
	おむつかぶれ	プール<ruby>熱<rt>ねつ</rt></ruby>（<ruby>咽頭結膜炎<rt>いんとうけつまくえん</rt></ruby>）
	<ruby>鼻水<rt>はなみず</rt></ruby>	<ruby>熱性痙攣<rt>ねつせいけいれん</rt></ruby>
	<ruby>吃音<rt>きつおん</rt></ruby>	<ruby>突発性発疹<rt>とっぱつせいほっしん</rt></ruby>
	<ruby>自傷<rt>じしょう</rt></ruby>	<ruby>弱視<rt>じゃくし</rt></ruby>
		<ruby>分離不安障害<rt>ぶんりふあんしょうがい</rt></ruby>
		<ruby>反応性愛着障害<rt>はんのうせいあいちゃくしょうがい</rt></ruby>

いくつかの先天性疾患　まれであるが知っていると便利

小児科（内科 / 外科）	病 名
先天性代謝異常	主な病名の例：フェニルケトン尿症 メープルシロップ尿症 ガラクトース血症 糖原症 シスチン尿症 プロピオン酸血症
先天性心疾患	心室中隔欠損 心房中隔欠損 動脈管開存 ファロー四徴症　（心室中隔欠損、肺動脈狭窄症、 大動脈の騎乗、右心室肥大） 大動脈縮窄 総肺静脈逆流異常 完全大血管転位 など
先天性遺伝疾患	ダウン症候群（21番染色体トリソミー） 血友病 デュシェンヌ型筋ジストロフィー ヒルシュスプリング病 口唇口蓋裂 など

原因不明 <small>げんいんふめい</small>	食道閉鎖症 <small>しょくどうへいさしょう</small> 二分脊椎症 <small>にぶんせきついしょう</small> 無脳症 <small>むのうしょう</small>

薬局

　海外では処方箋がなくても抗生物質やホルモンピル薬が買えること
があります。国によっては、注射は医療従事者の資格がなくても打つ
ことができ、処方箋の有効期限がないことがあるそうです（日本では
有効期限が4日間である）。保険適応されるのが院内・院外処方箋取
り扱い薬局であるが、後者の場合、医療機関とは別途支払わなければ
ならない。薬剤師に説明をしてもらいそれを訳するのが良い。

診療科 <small>しんりょうか</small>	用語集（1） <small>ようごしゅう</small>	用語集（2） <small>ようごしゅう</small>	種類 <small>しゅるい</small>
薬局 <small>やっきょく</small>	**内服薬** <small>ないふくやく</small> 錠剤 <small>じょうざい</small> カプセル 顆粒 <small>かりゅう</small> シロップ 粉薬 <small>こなくすり</small> **外用薬** <small>がいようやく</small> 点眼剤 <small>てんがんざい</small> 点耳薬 <small>てんじやく</small> 点鼻薬 <small>てんびやく</small>	解熱剤 <small>げねつざい</small> とんぷく 痛み止め <small>いた ど</small> 利尿剤 <small>りにょうざい</small> ホルモン剤 <small>ざい</small> 降圧剤 <small>こうあつざい</small> 抗アレルギー剤 <small>こう ざい</small> 向精神薬 <small>こうせいしんやく</small> 高コレステロール剤 <small>こう ざい</small> 抗凝固剤（「血をサラサラにする <small>こうぎょうこざい ち</small> 薬」と医師や看護師は言う） <small>くすり いし かんごし い</small>	院内薬局 <small>いんないやっきょく</small> 院外薬局 <small>いんがいやっきょく</small> 市販薬局 <small>しはんやっきょく</small> ジェネリック薬 <small>やく</small> （後発医療品） <small>こうはついりょうひん</small> 新薬（先発医療品） <small>しんやく せんぱついりょうひん</small>

	うがい薬		
	塗り薬		
	吸入薬		
	貼り薬		
	注射薬		

診療科	用語	症状	可能性の高い病名／治療
栄養科士／ 栄養診療科	体重 BMI指数 栄養のバランス タンパク質 脂質 糖質 炭水化物 植物繊維質 腹囲	低血糖症状 眩暈 冷や汗 震え 失神など	メタボリックシンドローム Ⅰ型糖尿病 肥満症（計画的手術前体重 減少を含める）

第5章

保健所での通訳

　保健所は住民の健康を支える広域的・専門的・技術的拠点と位置づけられる施設です。医療の分野では乳幼児健診、結核感染調査、食中毒調査などに関する監視指導ですが、医療通訳としては乳幼児健診、発達障害、高齢者の用語を知る必要があります。

乳幼児健診

　乳幼児健診では4か月・10か月・1歳・1歳6か月と3歳の健診があり、子育てに関する相談も実施されます。発達過程に疑問がある場合は発達検査が行われます。

　医療通訳者が必要な用語集を一部まとめました。

診療科（しんりょうか）	用語集（ようごしゅう）（1）	用語集（ようごしゅう）（2）
保健所（ほけんしょ）／ 小児科（しょうにか）	先天性疾患検査（せんてんせいしっかんけんさ） 聴覚（ちょうかく）スクリーニング検査（けんさ） AABR 授乳（じゅにゅう） 首（くび）がすわる	ハイハイする 一人立ち（ひとりだち） つたい歩き（あるき） かたことを言（い）う 指（ゆび）で細（こま）かいものをつまむ

目で追う	家族や絵を見て人や物を認識する
寝返りをうつ	歯磨きの仕上げ
人見知りする	
喃語を発する	
言葉を発する	
夜泣き	
離乳食	
お座り	
用語集　（3）	用語集　（4）
なぐり書きをする	片足で跳べる
積み木などで遊ぶ	靴の紐などを結ぶ
トイレトレーニング	手を使わず階段を上ったり下りたりできる
	自分の名前を言える
	しつけ

予防接種

　予防接種の種類と接種する時期が日本と異なることがあります。日本では以下のとおりです。

HiB ワクチン（インフルエンザ菌 B 型）

B 型肝炎ワクチン

ロタウイルスワクチン

DPT ＋ IPV（4 種混合）ワクチン　【ジフテリア・百日咳・破傷風　＋
　　　　不活化ポリオ　ウイルス】

BCG ワクチン　【結核予防】

MR ワクチン　【麻疹（はしか）　＋　風疹予防】

水疱瘡ワクチン

おたふくワクチン

日本脳炎ワクチン

HPV ワクチン　【ヒトパピロマウイルス予防】

子どもの発達を疑った場合の検査通訳

医療機関	症状／用語集	可能性の検査名／病名
保健所／ 子ども支援センターなど	じっとしていない うろうろする 癇癪を起こす	WISC- Ⅳ (Wechsler Intelligence Scale for Children 5th edition)

ぐずる	新版 K 式発達検査 2001 （Kyoto Scale of Psycholigical Development 2001 edition）
殴り書きをする	
服のボタンを一人で合わすことができる	田中ビネー知能検査 V （Tanaka-Binet Intelligence Scale 5th edition）
服を脱いだり着たりすることができない	応用行動分析
欲しいものを指差しできる	高機能自閉症
言葉で表現する（〜を言える）	広汎性発達障害
ジェスチャーで表現する	癲癇
甘える	算数障害（ディスカリキュリア）
好き嫌いが激しい	書字障害
偏食がある	認知行動療法
目を細めてみる	ASD（自閉症スペクトラム症候群）
頻繁につまずく	
ごっこ遊びをしない	アスペルガー症候群
運動チックがある	学習障害 /LD
オウム返しをする	学習言語能力
こだわりが強い	限局性学習症 /SLD
視線が合わない	ADHD（注意欠陥 / 多動症）
会話のキャッチボールができない	
協調運動障害	
集団にうまく溶け込めない	

優先順位を決めることが苦手である	
抽象的なことが理解しにくい	
知能指数が低い	
知的障害がある	
家庭で暴力をふるう	
学校を休みがちである	
児童養護施設	
少年非行	
療育／療育手帳	
気分障害	
知的障害	

高齢者への通訳

　日本における 65 歳以上の外国人高齢者は、約 16 万人と全体の約 6.7 パーセントに当たり、日本全体の高齢化率と比べ比較的少ない割合ではあるものの、75 歳以上の高齢者が 6 万人以上で、介護の多文化化が課題になりつつあります。サービスの用語を知ることは有効であるため一部記載します。

在宅サービス　1	訪問介護（ホームヘルパーサービス） 訪問入浴介護 訪問看護 訪問リハビリ		
在宅サービス　2	委託栄養管理指導 ①短期入所生活介護、②短期入所療養介護 通所介護（デイサービス） 通所リハビリ（デイケアサービス）		
在宅サービス　3	福祉課用具貸与（福祉用具レンタル） 車いす、車いす属品、特殊寝台、特殊寝台付属品、床ずれ防止用具、体位変換器、認知症老人徘徊探知幾、移動用リフト、手すり、スロープ、歩行器、歩行補助杖、自動排泄処理装具		
在宅サービス　4	福祉用具購入費の支援	腰掛便座、自動排泄処理装置の排泄物の経路となる部分、入浴補助用具、簡易浴槽、移動用リフトの吊り具	
	在宅改修費の支援	手すり取り付け、階段解除、床材の変更、扉の取り換え、便座の取り換え	

日本の病院で診察の流れ

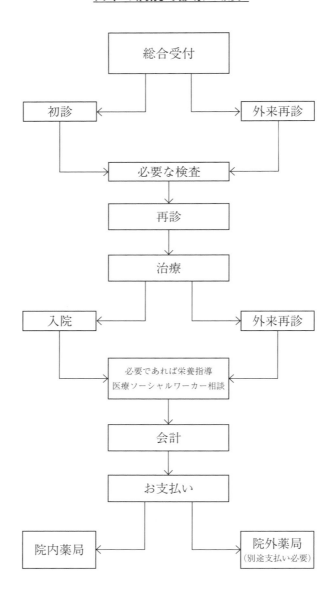

総合受付

初診　←　外来再診

必要な検査

再診

治療

入院　←　外来再診

必要であれば栄養指導
医療ソーシャルワーカー相談

会計

お支払い

院内薬局　←　院外薬局（別途支払い必要）

第6章

主な医療制度を知る

　海外にはなく日本特有の医療制度は通訳が難しい。どのような制度であり、どのようなメリット・デメリットがあるかを MSW（メディカル・ソーシャル・ワーカー）に説明してもらい、それを通訳するしかないと思います。手続きは住んでいる市町村の市役所で行われるため、どの窓口で何と言えばよいのかをローマ字で書き、患者やその家族に渡すと親切です。

　通訳依頼のよくある手続きは次のとおりです。

　厚生労働省のホームページ、全国健康保険協会のホームページなどから引用したものを一部記載します。

出産育児一時金

　出産前に被保険者等と医療機関等が出産育児一時金の支給申請及び受取りに係る契約を結ぶ。医療機関等が被保険者等に代わって協会けんぽに出産育児一時金の申請を行い、直接病院に支払われる制度である。

　この制度で妊娠4か月（85日）以上の人が出産した時（死産を含む）、出産育児一時金が支給される。

産科医療補償制度

　産科医療補償制度とは、分娩に関連して重度脳性麻痺となった赤ちゃんが速やかに補償を受けられる制度で、分娩を取り扱う医療機関等が加入する制度である。

小児慢性特定疾患

・小児慢性特定疾病^{（※）}にかかっており、厚生労働大臣が定める疾病の程度であること。
　①慢性に経過する疾病であること。
　②生命を長期に脅かす疾病であること。
　③症状や治療が長期にわたって生活の質を低下させる疾病であること。
　④長期にわたって高額な医療費の負担が続く疾病であることの全ての要件を満たし、厚生労働大臣が定めるもの。
・18歳未満の児童であること（ただし、18歳到達時点において本制度の対象になっており、かつ、18歳到達後も引き続き治療が必要と認められる場合には、20歳未満の者を含む）。

※1.悪性新生物 /2.慢性腎疾患 /3.慢性呼吸器疾患 /4.慢性心疾患 /5.内分泌疾患 /6.膠原病 /7.糖尿病 /8.先天性代謝異常 /9.血液疾患 /10.免疫疾患 /11.神経・筋疾患 /12.慢性消化器疾患 /13.染色体又は遺伝子に変化を伴う症候群 /14.皮膚疾患 /15.骨系統疾患 /16.脈管系疾患

高額療養費制度

医療機関等の窓口での支払いが高額負担となった場合は高額療養費制度が適用される。限度額適用認定の自己負担は被保険者の所得・年齢区分によって分類される。

自立支援医療制度（育成医療・厚生医療・精神通院）

自立支援医療制度とは、心身の障害を除去・軽減するための医療について、医療費の自己負担額を軽減する公費負担医療制度で、更生のために必要な自立支援医療費の支給を行うものである。

育成医療とは児童福祉法第4条第2項に規定する障害児（障害に係る医療を行わないときは将来障害を残すと認められる疾患がある児童を含む）で、その身体障害を除去、軽減する手術等の治療によって確実に効果が期待できる者に対して提供される、生活の能力を得るために必要な自立支援医療費の支給を行うものである。

厚生医療

身体障害者に対しその日常生活能力、社会生活能力、または職業的能力を回復または向上、若しくは獲得させることを目的に行われる医療である。その対象は障害そのものであり、疾病や外傷を対象とした一般医療とは異なる。

精神通院医療

　精神疾患（癲癇を含む）で、通院による精神医療を続ける必要がある病状の人に、通院のための医療費の自己負担を軽減するものである。

　精神障害の人が受ける福祉サービス

　精神障害と発達障害の人が対象となり、障害のある人の自立と社会参加の促進を支援するさまざまな福祉サービスが受けられる。

特別児童扶養手当

　特別児童扶養手当の目的は精神または身体に障害を有する児童について手当を支給することにより、これらの児童の福祉の増進を図ることを目的とするものである。支給要件は 20 歳未満で精神または身体に障害を有する児童を家庭で監護、養育している父母等に支給する。

第**7**章

入院時説明

　入院（出産、治療）の時に病院の規則や持ち物リストが、日本語で書かれた書面で手渡されることが多い。

　看護師が患者のそばで一つ一つ確認していくことが理想です。

　また、患者が母国の家族に電話をかける場合など、外国とは時差があるため、夜中に電話で話すと同部屋の患者に迷惑をかけることもある。そのような場合、本人にその認識がないことがあるため、患者にルールを通訳して理解してもらう必要があります。

　お箸、転倒しないような中履、おしりふきなどは日本独特のものだと思います。海外に無いような物は、「○○で代用するように」と、一言添えて説明するとわかりやすいと思います。

入院会計

　入院費用の支払日は病院によって異なりますが、退院の時に支払いを完了する場合が多い。駐車券、入院セットを借りることができるレンタル会社についての通訳もあります。医療文書（診断書、傷病手当書類など）が発行された場合は、別途費用が請求されます。入院される患者や家族は費用を心配することがあり、通訳は最後まで丁寧に行うと良いでしょう。

第8章

医療訴訟の通訳

　医療とは関係なさそうですが、時には医療訴訟の通訳の依頼があります。

　私はいくつかの医療民事訴訟のケースで経験がありますが、医療用語を把握していれば通訳に困らないと言えます。過去に通訳者が訴えられたことはないと聞いています。しかし、通訳者には落ち度がないように気を付けてもらいたいと思います。

　誰もが間違いを起こします。間違い（通訳漏れ、間違って通訳した場合など）に気が付いたら、説明したうえで誤りを訂正し、なるべく早めに謝罪をするべきです。問題は間違いに（過ち）気が付かないことです。小さなことでも、大きい問題に発展することがあり注意が必要です。日付け、症状の言い間違い、診断名や治療計画の間違い、薬の飲み方など、全て命と意識にかかわる重要なことだからです。

第9章

通訳者のメンタルケア

　誰もが生きている限り、ストレスはつきものです。歩いていて、靴の中に石が入った時、料理を焦がしてしまった時、操作している機械・パソコン・携帯電話などが上手く動かない時、仕事上の人間関係で気分を害した時などたくさんあります。特に通訳の仕事をしていて、「あの場面はこの様に通訳すればよかった」、「担当している患者はどうなったのか」、「今日はあの職員・医師・看護師・患者に会うのだ……」など考える時があるかもしれない。

　著者は日常生活において、日常のストレスマネージメントのコツは、「自分をよく知る」ことだと思っています。自分はどのような時に、どのような行動をするのか、業務が果たせるか、果たせないかがわかると感情の乱れを回避できるように思う。寝不足であるのか、準備不足であるのか、疲れがたまっているのか、様々な理由がありますが、要因の一つでも自分の中で大きくしてしまうと、バランスを崩すのではないかと思います。質の良い睡眠をとる、バランスのとれた食事をする、趣味を持つ、職務とは違った、いくつかの好きな作業をして、自分の時間に余裕を持ち、笑顔を忘れないようにする。著者の場合は何より、宗教とは関係なく、神（宇宙の神・SOMETHING GREAT・DIVINE SPIRIT）との対話・祈りを欠かさないことにしています。

著者は、いつも免疫力が保てるように気を付けています。睡眠の質は大切なので、枕の選び方、睡眠時間、起きた時の体調はバロメーターであり、短くても仮眠時間を取るように心がけています。日本と時差のある国との仕事があるため、どうしても一般的な睡眠とは異なることはあるのですが、なるべくどこかで補充するように気を付けています。

　また、通訳時には長時間、空腹やトイレを我慢しない、考えの切り替えを素早くできるようにする（上手くいかなかった前の状況を引きずらない）・集中力を高め（"今"を大事にし）・謙虚になれるよう（自分以外の人は皆先生だ）訓練することが大事だと、教えてもらったので、それを実行しています。

　健康的な習慣や趣味は大切です。できれば自然と共に体を動かし新鮮な空気を吸い、きれいな水をよく飲む。プロフェショナルのカウンセラーに相談するのも必要だと思います。筆者は自国に母語で話せる"厳しい"女性アドバイザーがいます。その人は人生100パーセントでなくてもいいけれど自分のベストを尽くすようにと、教えてくれます。常に自分のベストを更新するように努力しているのです。

　EFT（Emotional Freedom Technique）やBrain spottingという手軽にストレスを開放する方法をマスターし、自己啓発の本も大好きなのでよく読みます。

　良い仕事をするには自分の身体もメンタルも良い状態でなければならないので、自分に合ったケアをすると良いでしょう。

　以前、筆者が参加した医療通訳講座を受けてくださり、通訳スーパーバイズ（指導・教育）を何回もさせて貰ったある通訳者から相談

を受けたことがあります。勤務病院が自宅から遠く、1人で病院の通訳を担当されていた。上司への報告書はきっちりされるとてもまじめでよくできる方だった。疲れは溜っていたに違いない。外国人診察を敬遠していた〝早口〟の医師と外国人患者の診察通訳の際の出来事でした。

「もう少しゆっくり話していただけますでしょうか？」と通訳者が医師に頼んだそうです。外国人の患者は、日本人患者より質問が多く、時間が大幅にずれていたことから、医師はついに大声で通訳者に怒鳴ったらしい。

「だから外国人患者は嫌なんだ。質問が多いし、時間がとられる。君もモタモタと全部通訳しなくていいんだ！　ここから出て行け。君は邪魔だ！」と叫んだそうだ。看護師もクラークも慌てて診察室に駆け込んだが、通訳者はついに壊れてしまった。

　通訳者は勤務することができなくなり、仕事を辞め、家に引きこもったという。筆者は数か月かけて何回かその通訳者にお会いし、話をよく聞き、笑いを交わすまでになった。素敵な笑顔になれた。その方は再度医療通訳者の仕事をするようになったが遠い地方の病院に行ったそうだ。

　このようなことは誰にでも起きうることだが、立ち直る時には“このことで何をどのように修復”すればいいのか、“何を学んだ”か、“自分には価値のあるものはいくつの点もある”ことを再認識し、前進すればよいと思った。その方からはこのような点が手紙に纏められていたので共有したいと思います。

最近であるが、筆者にも衝撃的な出来事が起きたのです。それは幸いにも語彙能力にかかわることではありませんでした。ある病院で通訳の依頼があり、早めに着いて患者の大まかな通訳内容を確認しました。それを患者にメモ取りしておき、診察の際に直接医師に聞くようにアドバイスしました。

　診察も検査の説明もスムースに終え、手術日も決めたところだったが、患者は不安で聞きたいことの半分も聞けていなかったので、私は患者にメモを取り出して尋ねるように促した。その時、突然、医師は大声で「君たちは医師を除いて何をしゃべってんだ！」、「僕には君たちの言葉がわからないが、雰囲気でわかる！　手術はちゃんとできる」と大声で怒鳴った。

　その時、何事かと、看護師２人とクラークも診察室に走ってきて凍った状況を確認した。患者は立ち上がりそのまま出て行ってしまった。筆者は患者が会計を済ませるのを見届けてから、時間をおき、落ち着いてその医師の診察室に戻った。

「先ほどは患者と２人だけの会話をしてしまい、申し訳ありませんでした」と謝り、続いてその理由を説明した「待合室であらかじめ話をしていて不安だということを知っていました。患者が聞きたいことを忘れそう、とおっしゃられたので、メモをするようにアドバイスしました。そのメモを取り出して聞いたらどうですか？」と話したのです。

　医師は「いや〜僕の方もつい、カ〜ッとなってしまって悪かった」と言いました。

　筆者は、自分の非を含め、その出来事を通訳コーディネーターと医事課に報告しました。

　やはり、人は自分が理解できない言語で、自分の関係している内容

を話されると気分が良くないものです。そして、事が炎上した時はその場から離れて一呼吸入れるのも大切なのです。今まで、何百回もの通訳経験をし、指導にもあたってきて、医師と患者に十分に配慮してきたつもりでしたが、その出来事があったおかげで、また初心に戻り感謝もしたのです。

第10章

経験者の言葉

　この章では、医療従事者やさまざまな言語の通訳者たちの立場から医療通訳についてのご意見をいただきましたので記載します。

経験者の言葉（五十音順）。

三重大学医学部附属病院 総合サポートセンター

アラウコ・マリア

スペイン語医療通訳者

「医療通訳士と家族・友人・会社通訳の使い分けの重要性」

　大学病院に就職して、2年後に10歳未満男児を初診外来受診時より医療通訳者として介入を開始した。20XX年確定診断。薬物・放射線治療後、腫瘍は縮小傾向にあり、同月末退院となった。20XX+1年、腫瘍浸潤を認め根治困難であることを両親に説明。20XX+2年、在宅医療を希望。症状の進行により1ヶ月程で痙攣を繰り返し、意識レベルも低下し、当院へ緊急搬送され、同日に逝去された。関わった職種は多岐に渡り、また医療通訳者が介入した場面は、初診からグリーフ

ケアまでであった。在宅療養中は医療通訳者が毎回同席することが困難だったため、家族による訳出がされた結果、内容が正しく伝わっていないことが判明した。

〈家族・友人・会社通訳の場合〉

　家族だからこそ動揺し、正確な訳出ができない場合がある。また、家族や知人の意向中心の受け答えになってしまう事がある。

〈医療通訳者の場合〉

　患者の文化背景・医療認識の違い、死生観・言葉に表現できない感情を丁寧に引き出し訳出する。的確な言語の選択によって双方の共通認識が深まり、患者の正しい意思決定が可能となる。

　患者は、時には生死を左右するシビアな選択をせまられることがある。その選択が以降の治療方針に大きく関係する。医療者は安易に家族等に通訳依頼をするのではなく、患者家族の理解度等を把握し、医療通訳者の的確な介入の必要性を見極めることが大切である。

りんくう総合医療センター

井上維佳

中国語通訳

「医療通訳者になって良かった事」

　私は「りんくう総合医療センター」で中国語医療通訳者として働いている。

　医療通訳者として働きたいと思った動機は、市役所で中国人在留邦人の自立相談員をしていた時、糖尿病の相談者から「言葉がわからないから栄養指導を受けられない」、手術が必要な相談者から「説明がわからないため手術を断られた」などの相談を受けた経験から、自分が役に立てるのではとの思い、医療通訳を勉強し始めた。

　医療通訳者として、正確に通訳するため、医療知識と語学の勉強に努めることが日々求められている。しかし、患者と医療側がお互いの考えを正しく理解するには、医療知識や語学力だけでは足りないのである。患者の母国と日本の間にある医療に関する制度や文化・習慣の違いも知った上で、初めて話し手の真意を正確に伝えることができると私は思っている。

　一つ経験した例を挙げる。中国からの観光客の3歳のお子さんが39度の発熱のため、救急外来を受診され、医師が1日分の薬を処方した。これに対してご両親は「えっ、薬は1日分だけ！」とびっくりされた。実はこの子は、前日も38度ぐらいの発熱で、同じ救急外来で受診し、その時も1日分の薬だけ処方された。ご両親の反応に医師

は「明日、また来たら数日分の薬を処方できますよ」と補った。その時私は思った。中国では救急外来で処方できる日数は最大3日分なので、日本の病院は2日間連続で、1日分だけの処方にびっくりされたのだろう。そこで私は医師に「明日は救急外来ではなく、午前中の通常診察時間内で受診をすれば、数日分の薬を処方できるという意味ですね」と医師に確認した。

　医師は事情に気づき、日本の救急外来では次の通常診察時間までの薬しか処方できない制度であるのをご両親に説明された。すると、ご両親は多くの観光地を巡るため、できれば明日の夕方に受診したいと希望されたので、看護師が夕方でも通常診療が行われる近くのクリニックを紹介した。患者側は国の間で医療制度に違いがあるのに驚かれた一方、医療スタッフの親切さに感心された。

　医療通訳は、患者人生の大切な出来事に関わることがある。喜びの場面があり、深刻な場面にも出会う。

　妊娠が確認された時から通訳して、帝王切開の手術室で赤ちゃんが目の前で誕生して産声を上げるのを聞いた時、私は心から感動した。その後、小児科でも時々通訳し、お子さんの成長を見守ることができた。こんな時は、医療通訳をやってよかったといつも思う。

　その一方、状況が厳しくて、悲しい気持ちを堪えて通訳をすることもあった。医師と中国人留学生がん患者と、来日したその母親のために通訳をしたことがある。医師は今までの治療経過を説明し、全力を尽くしたが、残念ながら根治は難しいと判断したことを母親に伝え、今後は緩和ケア病院に転院することを提案した。とても胸が痛い話だったが、最後に母親は医師に対し、娘が日本で最善の治療を受けら

れたこと、日本の医療の親切な対応に、辛さの中にも感謝を示された。私は母親からは「娘の置かれている状況がよくわかった」、医師からは「長時間に及ぶ説明がスムーズにできた」とお礼の言葉を受け、大切な役割を果たせたとの実感が湧いた。

　10年以上医療通訳者として働いてきた。心臓外科の手術や生体腎移植などの通訳は医学部出身ではない自分にとって、決して楽な内容ではなかった。とても大変で、もう限界だと感じたこともあった。しかし私の通訳で中国人患者が日本で医療を受けられ、医療側とのコミュニケーションがスムーズに行われることは、私にとって大きな喜びである。今は、やりがいを感じながら、医療通訳者になってよかったと心から思っている。

ブラジリアンコミュニティ通訳者サポートの会

（Cooperativa de Intérpretes Brasileiros no Japão）

江洲マルシア明美

ポルトガル医療通訳

「死への考え方」

　私は通訳者として患者の苦しみを何度も目の当たりにしてきた中、最も考えさせられるのは死を迎える患者の状況です。

　死に対していろんな考え方があります。それは文化の違い、信仰、信念、家庭環境、そして主に患者の希望が大きく左右されるということです。それを纏めました。

死を受け入れられない場合

　多くは 30 ～ 50 歳台の患者で、大抵、家族がいます。多くの理由として、大切な人たちを置き去りにしたくない、つまり愛する人が苦しむことを望んでいないからです。愛する人と離れることを恐れていますが、治療の痛みは恐れていません。全力で病気と戦い、生きるために大きな力を発揮します。

家族が死を受け入れられない場合

　自分の意思を表現できない高齢者と子供であります。

　家族は愛する人や大切な人の死を受け入れられなく、喪失への恐怖から家族は延命治療を希望します。その多くは患者本人の苦痛や生活の質（QOL）を考えず、治療の苦しみを我慢させ、家族は治療法を

信じ、諦めることを許しません。人生を諦めることは"殺人"であるような考え方は文化の影響もあります。

　このような場合、奇跡を信じる力は非常に強くなります。

死を受け入れる場合

　この場合、多くは独身であまり友人がいない人達です。

　終末期診断において患者や家族の理解が得られたケースが多く、患者の尊厳を保ちながら、可能な限り最善治療が行われます。つまり、患者の生活の質（QOL）が保たれる限界まで延命治療を行います。

　可能な限り痛みの緩和的疼痛管理治療が行われます。

　死を意識している人の中には、現実的に自分の経済状況を考えている患者もいます。

　経済負担を残さず、所有財産額と支払える請求額を明確に説明する患者も中にはいます。

　これまでの経験から、患者やご家族の声に耳を傾けることの大切さを学びました。信仰、文化、家族関係を理解することで、私たちは通訳者として、死を迎える時に可能な限りサポートすることができます。

ルルデス・エレラ

フリー通訳者

スペイン語

「通訳パフォーマンスの質を保つため」

　医療通訳を含む通訳業界では、ＡＩができるようになった時代でも医療通訳者が持つ技術は複雑であり、文脈や背景を理解できた上で実施される。医療通訳者が不足しているために遠隔医療通訳を導入している医療施設が増加し、新型コロナウイルス感染対策の一環として遠隔通訳の運用を始めた施設もみられる。パソコンやアプリケーションなどで通訳・翻訳も携帯電話などでできるが、それらのディバイスを使いこなせる患者や医療従事者は少ないことに加え、文章が長くなる複雑な通訳では、アプリなどによる通訳の正確性が低下する。つまり、通訳は単に単語を置き換えるのではなく、患者の背景や表情や場の雰囲気などのニュアンスをくみ取り、患者が言葉にしないことまで捉え、正しく伝える。外国語が話せるだけでは医療通訳者は務まらないだろう。

　ここでは、通訳パフォーマンスの質を保つために医療通訳者に維持していただきたいことについて述べる。

①言語の学習について

　　各診療科で普段使用する用語が医療通訳者にとっては新しい用語である可能性が高い。通訳者は一つの診療科で通訳するだけではなく、様々な診療科での通訳が求められ、一日いくつかの診療

科で通訳することもある。

　医療通訳者の経験年数などにより、語彙力が不十分である場合がある。繰り返し専門用語の意味を医療従事者などに聞き、説明してもらいながら通訳する。それは、診察時間が長引いても、わからない用語を確かめないと質の高い通訳ができないためである。辞書を使用しても訳せない用語が多くあるが、疾病や治療に関する基礎知識があると医療従事者による説明が理解しやすくなり、用語確認の時間が短縮できる。また疾病などに関する勉強会への定期的な参加や自己学習が語学力向上につながる。

② 用語集の活用について

　暗記する用語の数が多大であるため、可能な限り、事前に用語集を作成し、暗記力や理解力を高める。用語集は手書きまたは、パソコンでタイピングし、声に出して読み上げると新しい用語がより定着する。新しい医療用語（母国語ではない言語）は声にだして練習し、説明できるように練習する。用語集作成や事前に練習ができない場合も多いと思われる。通訳者は通訳が始まる前に医療従事者などに必要最低限の専門用語の使用を要求する、通訳中においてそれらの用語の確認と説明について伝える必要がある。用語集を作成する際は、エクセルなどで医療用語の病名、症状、検査、治療に関連する用語はＭＳＤマニュアルなどで拾い集める。対応言語の簡単な言葉の説明を一覧にまとめる。また、会話の際に使用するであろうと考えられる表現もリストアップする。

③ 傾聴について

　　質の高い通訳には、一先ず傾聴が必要である。患者と医療従事者の話は最後まで聞き、大事な文章の意味がわからない場合は当事者（患者）に確認すべきである。例えば、「保険がない」といわれた時、その患者が加入していた保険が切れたのか保険に加入していないのか、保険証を忘れて受診したのかを確認して訳す。子ども、高齢者、知的障がい者などの場合は患者の話を丁寧に聞くことはもちろんのこと、それぞれの言語能力や置かれている状況を理解した上で通訳し、その旨を医療従事者に伝える。例えば、外国にルーツがある子どもの多くはバイリンガルな環境に置かれているため言語発達の過程が複雑である。語彙は家庭内のみで取得しているため、考慮して通訳を実施しない子どもの言語力が低いという診断に至ってしまう。多くの国で公用語として話される英語のバリエーションや、第二言語として話される言語は特に柔軟性のある通訳が求められる。

　以上、通訳者や通訳トレーナーとの経験から、医療通訳の質を保つために常にできる勉学、磨ける技術と高められる外国人患者への理解について簡単にまとめた。

三重大学医学部附属病院　総合サポートセンター

大窪春菜

ポルトガル語医療通訳者

「一人体制と複数体制で働く医療通訳者の違いから　見えてくること」

　私が初めて勤務したのは、通訳者を雇用した経験のない医療機関で、自身も医療通訳士としての経験はなく、戸惑うことばかりであった。医療機関も通訳に対しての理解が不十分であり、環境に溶け込むのは難しかった。外来棟の一角に部屋を用意され、通訳依頼が来るまで待機する状況であり、院内での通訳システムを一から築き上げるのは大変であった。通訳介入後は「この対応で良かったのだろうか？」「この訳出で良かったのだろうか？」と常に不安で共有する環境がなく、一人で悩む事が多く、業務の難しさを感じた。

　現在勤務する病院には10年以上医療通訳士として常駐している者を中心に、私を含め3名体制で活動している。所属する部署は総合サポートセンターで、医師、看護師や多職種とタイムリーに情報を共有・相談できる環境である。部署内で連携がとれることは、医療通訳士にとって非常に恵まれた環境である。また医療通訳士同士は事例の共有をし、サポートし合うことができる。その事が資質向上へのモチベーションとなっている。

　このように複数の医療通訳士が常駐する医療機関はまだ数少ない。私自身の経験を通して、現在県内において一人体制で業務に当たっている医療通訳者などの横の繋がりを築いていきたいと強く思ってい

る。医療は常に進化しており、医療通訳者もそれに適応する必要があ
る。多くの医療通訳者が活躍すれば、それだけ有効な通訳技術が確立
でき、その情報を共有し困難なケースをも乗り越えていける。そして
現在、仲間と県内で医療通訳士研究会を立ち上げ、活動を続けている。

ブラジリアンコミュニティ通訳者サポートの会

（Cooperativa de Intérpretes Brasileiros no Japão）

大島 ヴィルジニア・ユミ

ポルトガル医療通訳

「通訳者の第一言語での勉強の大切さ」

　私には、地域の市民病院でポルトガル語とスペイン語の医療通訳として働いた経験が11年ほどあります。しかし、仕事を始めた時に医療の専門用語の知識は全くなかったのです。実は、自分の第一言語のポルトガル語でも簡単な医療用語しか分からなかったのです。日本に来日した時は20歳で若くて元気だったため、ブラジルでもほとんど病院に行ったことはありませんでした。通訳を始めた時には、娘を出産した時に学んだ言葉ぐらいだけでした。

　当時は、日本にはたくさんの日系ブラジル人や日系ペルー人が出稼ぎ労働者として働きに来た頃で、市役所、学校や病院等では在日外国人たちへ通訳を行う人材が緊急で必要となっていました。通訳を育成する外国語学校では英語を専門としていましたので、必要であった言語の通訳は非常に不足していました。その結果、ニーズの高かったポルトガル語通訳の雇用が外国人コミュニティーの中から行われましたが、勉強する機会がなく、雇用条件が良くなかったので、ボランティアでお願いすることもありました。当初はまだアナログ時代であったため、専門用語を学ぶリソースはとても低かったです。また、講座の資料・講義は全て日本語であり外国人ネイティブ（特に非漢字の国の人）には、とても難しかったです。そこで「ブラジリアンコミュニ

84

ティ通訳者サポートの会」を立ち上げることになりました。一番の目的は、私たちの母語（ポルトガル語やスペイン語）などで勉強会を開催することでした。やはり母語で勉強をすると理解度が高まります。

　将来、行政機関とともに勉強会の主催を行いたいと思います。

鈴鹿回生病院及び鈴鹿回生病院付属クリニック

元医療通訳ボランティア

大津テルコ

ポルトガル語通訳

「医療通訳が介入して誤解が解けた」

ブラジル生まれ、育ちの日系ブラジル人三世です。

私が勤務する病院と付属クリニックには多くの南米出身の患者が受診されます。当院には医療通訳が配置されて約4年経ちます。患者と医療スタッフとのコミュニケーションは良好で、診察や検査の流れがスムーズに行くには通訳の存在は大きいと思います。

ある日、耳鼻咽喉科の看護師から急ぎの通訳コールがありました。患者の情報は全く無く、診察室に到着すると、患者はすでに入室していました。以前、通訳なしの診察を受けたペルー国籍の60代女性患者が私に大声でこう言いました。「先日この先生に心臓の病気があることを言われたが、なぜ循環器内科に紹介もしてくれないまま帰らされたのか聞いてほしい」とのこと。

そうすると、耳鼻科医は笑いながらこう答えました。「ちがう、ちがう、あなたは検査の結果、睡眠時無呼吸症候群という診断がついたので寝る時にはこの機械（CPCA）をつけて寝る治療をしないと将来脳卒中や心筋梗塞、不整脈などを起こしやすく、8年から9年生存率が63パーセントであることを言ったんですよ。」

内容をイラストを使って再度の説明の通訳をすると、患者はホッとしたようで、硬かった表情も和らいで理解していただきました。

日本語の理解不足で誤解をまねくこのようなケースは少なくありません。年齢を問わず、重症な診断を受ける外国籍の患者には医療通訳者の存在は重要です。医療通訳を配置している病院やクリニックの一覧表を外国籍住民の手に届きやすい方法で拡散する必要もあります。

桑名市総合医療センター

カルデナス・カルラ（CARDENAS CARLA）

ICM 認定医療通訳士：スペイン語↔日本語

ポルトガル語↔日本語

JADP うつ病アドバイザー／JADP 上級心理カウンセラー

「医療通訳者は単なる翻訳を超えた存在」

　一般の医療通訳講座では、患者や医療スタッフに対して良い通訳を行うための、技術的なアドバイスや、専門用語についてのマネジメントを教育しますが、通訳者自身へのマネジメントはほぼ語られません。

　私が講義をするときは、できる限りメンタルケアやストレスマネジメントについても話すようにしています。

　医療通訳者にも守秘義務があり、その上で医師と患者を手助けすることが最も重要であると同時に、責任の重さから負担を感じる場合があります。

　私が考える医療通訳者として持つべき能力とは

✓ 倫理規定を常に遵守する

✓ 母国語と日本語の専門言語を十分に使いこなす

✓ 双方の文化の違いを理解し、継続的なトレーニングを続ける

✓ 各言語の旧語と新語を更新する

✓ 通訳時、はっきりとした発音、長期・短期記憶力、ノートテイキング（要約筆記）の能力

✓ 両方の言語の詳細な言葉のニュアンスを学び続ける事が出来る能力

医療通訳の場において、言語の仲介者として求められる仕事は、単なる情報伝達だけにとどまりません。通訳者は多くの場面において、「文化のファシリテーター」、つまり文化の違いを理解し双方の意思の橋渡しを行う事が求められます。

　例えば、文化的習慣、価値観、宗教的な考え方を医療従事者と患者の両方に説明することが含まれます。また、診断、検査結果、妊娠、出産、改善、ハッピーなお知らせ、あるいは逆に不治の病、死亡、寿命、癌など重要な内容は重要な内容として、正確に伝えられる事も求められます。

　医療通訳者は正確な通訳を行うために、患者の母国での生活環境（教育、生活条件、職歴、家族関係など）、移住への流れ（計画、過程、移住の種類（組織的、強制的））移住後の状態（文化的・言葉の壁の克服、生活環境）等を考慮する必要があります。

　医療サービスにおける通訳や翻訳の仕事は、他の人を助けていると感じるため、非常にやりがいのあるものですが、同時に精神的な負担、ストレスがかかり、今日では有名な「思いやり疲労」に陥るケースも珍しくありません。公共サービスにおける通訳者の心理面についての実験で、通訳者の業務はその他の職種と比べ、通訳者の対処能力を超える状況に直面する機会が多い業務であるという実験結果を読んだことがあります。また、倫理規定を心に留めて尊重することで、不必要なレベルのストレスに達するのを防ぐことができることを認識しなければなりません（例として、患者と共有する時間の長さ、距離感、診察室外でのアドバイス等について考慮する）。

最後に、私は現役通訳者同士のネットワークが必要であると考えており、同じ立場同士の交流を通じて、疑問や経験を共有、ストレスマネジメントのために適切な対策を提供し、痛み・死・喪失等、精神的な影響を受ける医療通訳者のサポートができる場を作りたいと考えています。

独立行政法人国立病院機構大阪医療センター

HIV/AIDS 先端医療開発センター　特別顧問

白阪琢磨

医師

「医療通訳者へ経験者からのアドバイス」

　私はＨＩＶ感染症が専門であり、外国の方も少なからず通院される。私は日本語以外には英語の単語がわかる程度であり、特に英語以外を母国語とする方の外来診療では、医療通訳が必須である。そういう限られた経験を通じて私が気付いた事を文字にしてみたい。初診時はＨＩＶ感染症の説明や進んだ治療法や予後、他人への感染を簡単に説明する。医療通訳の方はＨＩＶやＡＩＤＳについて学び、十分な知識を持っているので、それを相手の理解度にあわせて通訳される。本人が受診前から気にしているのは自分のプライバシーがどこまで守られるかだと思うが、受診時に同行されている通訳への不安を私が感じた事はない。診察室で本人からの通訳を介しての質問は多岐に亘ることもあるが、私は通訳の質問に応じて可能な範囲で回答し通訳から本人に伝えてもらう。ここで本人と医療者の間でどこまで意思疎通が実際に出来ているかは通訳にしかわからないと思うが、これまで問題に感じた事は無い。この意味でも通訳の責任が重い。通訳のメリットは診断、治療法等の医学的情報を適切に伝え、本人の質問にその場で答え伝えてもらえる事であるが、何より、その過程を経て両者が相手を理解でき、信頼できる事ではないかと思う。デメリットは、もし本人が通訳者にも知られたくないことを聞きたい場合に聞きにくかったり、彼ら

のコミュニティーが小さい場合にプライバシーが漏れるのでは無いかという漠然とした不安かも知れない。私は経験が無いが、通訳者の人生観、医療観や宗教が通訳内容や口調や態度に影響が出ないかという事も気になる。現在、スマホのアプリなど同時通訳も出てきているが、事故症例などでは日本語での説明からの翻訳内容の正確性が問われる場面もあるだろう。医療現場では、ＨＩＶの感染告知、治療開始と服薬の重要性、日常の感染対策、生活の注意点、予後などでの必要最小限に説明すべき内容を日本語で文章化し、それを多言語に翻訳・点検された冊子を用いるなどの工夫に加え、通訳の方の支援による生きた相互支援が医療従事者からＨＩＶ陽性者に必要な医療を提供し、本人が前向きに生きていく力を手にする事に大きく役立っていると思う。医療通訳の方にこの場を借りて謝意を表します。

ブラジリアンコミュニティ通訳者サポートの会

（Cooperativa de Intérpretes Brasileiros no Japão）

医療通訳者－日本赤十字社ボランティア・指導員

AIMIS 通訳（愛知県医療通訳システム）

杉尾美恵子

ポルトガル語通訳

「通訳になった歩み」

　私は日系 3 世、来日して約 30 年になります。関東地方で看護助手として何年か務めた後、夫の仕事で愛知県へ引っ越しました。日本語・ポルトガル語を話せるため、通訳の仕事を始めましたが、通訳として未経験で専門的な知識もなく、不安でいっぱいでした。当時は、今のように勉強会などもなかったため、独学で通訳を勉強しながら看護助手として入社しました。徐々に患者が増え、通訳のみの業務を行うことになりました。

　三重県ではすでに行われていた勉強会で、初めて通訳の倫理、心得、ノウハウを学び、事例のロールプレイングにも参加しました。そのことで、愛知県でも通訳ネットワークを作り、勉強会を行うことになりました。

　医療は日々進歩していて、用語も増えたり呼び方が変わったりします。例えば、以前、精神分裂病として診断されていたのが今では統合失調症といいます。他にもたくさんありますが、その都度、通訳者も知識を更新しなくてはなりません。中学校 2 年生ぐらいの理科で学ぶ体の仕組み、臓器の名前、生理機能の知識を得ることを勧めます。医

療辞書を活用し、自己単語集作りをしたり、様々な言い回しを医療本やテレビドラマでも新しい用語を覚えると楽しくなります。

　現在、総合病院他、「児童精神科・派遣通訳者」を務め、母語のポルトガル語、勉強中のスペイン語と英語の通訳をしています。保護者の通訳をし、その子どもたちの成長する姿を見るのも楽しみの一つです。また日本赤十字社愛知県支部の指導員でもあることから、一人でも多くの人が応急手当ができ、自然災害に備えられるよう願っています。

　これからも皆様と一緒に学びながらいろんな情報を伝えて行きたいと思います。是非力を合わせてやっていきたいです。これからもよろしくお願いします。

ブラジリアンコミュニティ通訳者サポートの会

（Cooperativa de Intérpretes Brasileiros no Japão）

AIMIS（愛知県医療通訳システム）

鈴木マーガレッチ若子

ポルトガル語通訳

「30 年間産婦人科での医療通訳経験」

　私はブラジル日系三世、パラナ州クリチバ市出身です。ブラジルで
は理学療法士でした。1990 年に来日後、愛知県西尾市の山田産婦人
科で看護助手と医療通訳者として勤務他、AIMIS の派遣通訳として
勤務しています。私の経験を少しお話しします。

事例 1：三人目の経産婦の出来事であった。ブラジルは世界で最も帝
王切開率が高く、患者が分娩法を選択でき、医師自身にとってもスケ
ジュールが決まるので、都合が良い仕組みとなっている。同患者は、
上の 2 児は経腟分娩のトラウマがあったため、今回、日本の産科医に
予定帝王切開を申し出た。確たる理由がなければ帝王切開はできない
と産科医は断った。妊婦は「自然分娩で何か問題が起きてしまったら、
医師と病院を訴える」と言い、私が通訳者として呼ばれた。非常に緊
張した。自然分娩を受け入れたが、陣痛開始があって、上手く進まず
促進剤使用が必要となった。胎児は仮死状態になり、緊急帝王切開を
行った。母親の望み通り、帝王切開で分娩し元気な赤ちゃんが産れた。
そして女性は、日本の産科医の考え方、説明に時間を取ってくれたこ
と、医療方針を評価し、とても満足された。

事例2：夜勤中の夜泣き新生児のケース。生後2日目の新生児が泣き止まないことを両親が心配していた。WHOとユニセフから認められた方針に従い当直看護師は観察後、「産まれてすぐの赤ちゃんはよく泣くが大丈夫ですよ」と両親に伝えた。

　しかし、翌日も赤ちゃんは泣き続け、母親は母国で看護師である親族に電話で相談をした。空腹のため泣くのであり、人工乳を与えるようにとアドバイスを受けた。母親は母国と違った意見に不信感を持ち、私が説明通訳に入った。「ブラジルのアドバイスに従うと、赤ちゃんに何かあっても責任は取れないのではないか」と訳した。母親は納得し当院の方針を受け入れ、母乳のメリットを理解された。と、思ったが、翌日母親から次の提案があった。「他人の母乳を飲ませても良いのか、知り合いに母乳がたくさん出ているので分けてくれる」とのこと。ブラジルでは「母乳バンク」があり、ガイドラインに従って保管・提供するシステムがあると知っていたからだ。母乳とはいえ、他人の母乳では安全性の問題があることを通訳した。幸い出産4日目には母乳の量も増え、赤ちゃんの飲みもよく、親子は無事に退院された。

　このように通訳者が入ることで、双方の国の違いも説明できる。

　当院のスタッフには医療制度、文化、習慣の違いについて話し合うことや、月2回ポルトガル語、ベトナム語と英語の勉強会もある。またポルトガル語、ベトナム語の母親学級も任されている。ここは医療通訳者として健康で幅広く活躍できる職場であるので、このような場で勤務できることに感謝をする。

三重県立医療センター、市立四日市病院

清野央子

ポルトガル語医療通訳者

「医療通訳者のささやかな喜び　通訳準備勉強を通して」

病院常駐の医療通訳者として勤務を始めて今年で10年がたつ。当初は県の試験的な病院医療通訳配置事業から勤務が始まったが、ブラジル人が集住する地域を擁する市の総合病院という位置づけからも需要があり、現在に至るまで勤務を続けることができている。

通訳対応する事前に患者の病状や受診理由を把握しておくことは、正確に診察内容を通訳するために必要なプロセスである。しかし状況によっては、突然ある診療科から通訳対応に呼ばれる場合もあり、事前に患者の情報が得られない時もある。そのような時に落ち着いて対応できるように、医療通訳者にとって日々の勉強は欠かせない。頻出単語の対訳を覚え、関連した用語、言い回しが頭から即座に取り出せるようにしておかなくてはならない。それでもお守りのように対訳の辞書を常に携帯するようにしている。しかし10年間で数多くの症例を医療通訳として経験してきたが、病気の種類は無限にあり、知るべきことには終わりがない。だからといって落ち込む必要はなく、好奇心を失わずに勉強を続けることが大切である。この姿勢を持ち続けることが医療通訳者の仕事を続けるためには必要であるということを、私は先達の先生からも学んだ。実際に診察時に初めて知った病名の場合、対応中に訳語がわからないこともある。そのような時は、診察後に病名の正しい翻訳を調べてから、それを患者本人に伝えるようにし

ている。そうすると患者自身も自分の言語で病気の理解を深められるからである。幸い今はインターネットによって日本語でもポルトガル語でも調べたい情報にアクセスすることは容易であり、その利便性に日々助けられている。

　診断された病名に関する勉強を通して経験した一つのケースを紹介したい。

　患者は40代の男性で、鼻茸を伴った副鼻腔炎（手術歴あり）とアスピリン喘息の既往がある。呼吸困難でERを受診し、喘息用のステロイド吸入を続けていったんは落ち着き帰宅されたが、3週間後に再び咳、呼吸困難と発熱で受診された。当時、発熱患者はまずコロナ感染が疑われたので、コロナ抗原検査を受けられたが陰性であった。CT検査を受けると、両肺にすりガラス状の陰影が認められたため肺炎と診断され、入院になった。患者は血中酸素飽和濃度が改善しないので酸素吸入とステロイド吸入を続けられていたが、なかなか診断名はつかなかった。しばらくして患者の血液検査から、トリコスポロンアサヒという真菌（カビ）に対する抗体が陽性と出たため、夏型過敏性肺炎と診断された。この肺炎は通常のウイルスや細菌による感染が原因の肺炎ではなく、100種類以上のアレルギーを引き起こすカビなどの抗原が原因の肺炎で、高温多湿な日本では割合よく見られる疾患だとわかった。この男性は、数か月前から叔母の家（集合住宅）に居住し始めて以降咳が出始めたという。主治医による詳細な問診の結果、寝室にあるエアコンが原因ではないかと結論が出たため、退院前にエアコンクリーニングをすること、あるいは叔母の家からの転居も考慮するようにという指示が出た。男性は夏型過敏性肺炎の治療を受け、家の状態を整えてからの退院に至った。

主に小児科での風邪症状の悪化からの肺炎、新型コロナ感染症による肺炎などの通訳経験はあったものの、過敏性肺炎は初めてのケースだった。日本語では感染による一般的な肺炎でも、過敏性肺炎でも「肺炎」という部分の用語は変わらない。このことからポルトガル語の肺炎の訳語は pneumonia だけだと私は思い込んでいた。ところが調べてみると、ポルトガル語では過敏性肺炎は <u>pneumonite</u> por hipersensibilidade（過敏性による<u>肺炎</u>）という。鼻炎、胃炎、血管炎、腸炎、など日本語でも各臓器の炎症という意味で病名の語尾に炎がつく。ポルトガル語も理屈は同じで、rinite, gastrite, vasculite, colite となり、語尾の -ite は炎症を意味する。ところが肺炎の場合、炎症の原因が病原菌への感染によるものか、何らかの化学物質やカビへの暴露が原因のアレルギーによる炎症かによってポルトガル語では pneumonia と pneumonite を使い分けるということがわかった。例えば有毒な化学物質を吸い込むことによって起きる肺炎も後者の pneumonite química（化学性肺炎）という。日本救急医学会ホームページの医学用語解説集にも同様の理由で欧米では pneumonia と pneumonitis を使い分けるという記載が確認できた。ポルトガル語はラテン語起源の言語であるため、この記載からも使い分けは自然なことであることがわかる。

　患者に正しい訳語で病名を伝えることができたことはもちろんだが、私自身もこの病気をポルトガル語で調べることによって、肺炎の訳語が pneumonia だけではないことを学んだ。筆者はその昔外国文学の研究者を志したことがあった。自分に行った問いに対して答えを見つけるべく文献を読みながら、興味深い見解に遭遇した時の高揚した気持ちに似た感情を医療通訳の勉強中にも抱くことがある。小さな発見だ

が今回の「肺炎」に関する勉強時がそうであった。

　通訳者にとって通訳対応をしている診察が複雑な病気の説明であっても、質疑応答が長引いたとしても、最終的に医師と患者両者間に齟齬なく終わることが何より重要なことであり、そのこと自体が喜びである。どんなに面倒に思っても、患者から医師へのささいな質問も遮ってはならないし、通訳者である私が医師に言葉の意味を問い直す時もある。大切なことはどんな時も状況に応じて誠実に対応できるように準備しておくことである。

　医療通訳者向けの研修では同じ志をもつ仲間から刺激を受けることも多いが、普段は地味なコツコツとした努力が医療通訳者には求められると思う。そうした日々の通訳準備の勉強から得る新しい知識が与えてくれるささやかな喜びは、私がこの仕事を続けるモチベーションをさらに強いものにしてくれている。

全国医療通訳者協会 NAMI 所属

菊愛凛（ティンキコ・ミリアム）

フィリピノ語通訳

「医療通訳者の大切さ」

私は 20 年前に来日しました。

その頃、日本の病院には通訳制度はありませんでした。

私は妹と母と暮らしていましたが数年経っても話せる日本語は挨拶程度でした。

ある日、母が胃の痛みに耐えられないというので近所の内科に行くと、一刻も早く大きな病院で検査した方がいいと言われました。理由の説明はありましたが、私は理解できませんでした。

検査の結果、母は胃がんでした。

言葉が通じないため会話が成り立たないからなのか、病状や治療法について病院からの説明はなく、日本語の診断書だけ渡されました。

母は言葉が通じないうえに日本の医療制度が解らないし、相談する人もいない不安から入院後数日で退院を希望し、日本の最先端医療を諦め入院費が日本より高額になるフィリピンで治療することを決断したのです。

病院で言葉が通じる通訳者がそばにいてくれていたら、母や他の患者もとても安心して、色々な病気の治療に専念することができたのではないかと感じた事が医療通訳者になったきっかけです。

地方独立行政法人大阪府立病院機構

永尾真美

大阪急性期・総合医療センター

医療通訳コーディネーター

「外国人患者受入れ医療コーディネーターから見た
医療通訳の仕事」

　近年の在留・訪日外国人の増加に伴い、医療機関を訪れる外国人患者は年々増加している。

　私は、大阪市内にある医療機関で、外国人患者受入れ医療コーディネーターとして、外国人患者の円滑な受診のため、相談対応、通訳の調整、院内外の関係者との調整などを行っている。

　医療通訳者は、外国人患者・医療スタッフ双方にとっての安心・安全な医療を実現するために欠かせない存在である。不安そうな表情を見せていた患者や、日本語が通じないことに戸惑っていた医療スタッフが、通訳者を見てホッとした表情になる。これは、私にとっても嬉しい瞬間である。

　最近、受付などの場面では、機械翻訳の利用が増えてきている。しかし、診察や指導、相談といった場面では、今後も医療通訳者の力が必要となるだろう。患者の気持ちに寄り添い、文化・習慣の違いに配慮しながら対応できるのは、機械にはない医療通訳者の強みである。

　今後の医療通訳者の更なる活躍に期待したい。

島根大学医学部附属病院

成相晴美

医療ソーシャルワーカー

「医療通訳の方にお願いしたいこと」

　医療の場で、病状や検査結果、治療方針の説明を聞いても、慣れない場所での緊張や、普段聞きなれない専門用語が並び、理解が難しいことがよくあります。特に予想もしなかった病気の告知や、治療選択を迫られる場合はなおさらです。不安から頭が真っ白になり、聞いても頭に入らない、あとから思い返しても覚えていないということはよくあります。私たち医療ソーシャルワーカーは、患者さん本人がご自身の身体や病気のことを理解し、納得の上で治療方針を選択できるよう、時には医師と患者さんやご家族の間に入って双方のコミュニケーションが円滑に進むよう調整します。当然、日本語が母国語でない患者さんにとっても同じことが必要です。言語が異なる状況で、治療方針を決めるということはかなり困難なことです。より丁寧な説明が必要であり、説明を受けるだけでなく、聞きたいことや気がかりなことを遠慮なく聞くことができる環境が大事です。患者さんご本人がどのように理解されているのか、患者さんの言葉で語ってもらうことも大切だと思っています。また、医療制度の違いや、もともと母国にはない福祉制度を知っていただくことは患者さんの医療費の負担軽減やさまざまなサポートを受ける上で大切な情報です。ただ言葉を翻訳できるというだけでなく、ある程度の病気の知識や他者に説明ができるくらいの社会制度の知識が必要です。また、通訳者自身の考えや価値観

は通さずに、ただ患者さんの言葉を通訳していただくということもお願いしたいことのひとつです。患者さんと通訳者の関係が近くなると感情移入し、通訳の方の思いや価値観に影響され、正しい情報が伝わらないことがあります。そして、医療の場で患者さん家族の個人情報を扱うため、守秘義務や倫理観についても大切にしていただきたいところです。医療現場での通訳の方のお力は非常に大きいです。どうか、今後とも患者さんと医療者との懸け橋となっていただければと思います。

独立行政法人国立病院機構大阪医療センター

東 政美

HIV/AIDS 先端医療開発センター

看護師

「医療の場における通訳者の存在の有難さ」

　日本において、仕事や留学、在住している家族としての滞在または
婚姻など、様々な理由で母国を離れて日本に来日し、生活される外国
籍の人が増えてきている現状があります。その中で生活をするとなる
と、文化や習慣の違い、慣れないまたは理解が難しい日本語が飛び交
う中での暮らしをすることになります、暮らしを続けていく中では医
療にかかる機会があることも当然の流れではないかと思います。医療
の場において、自分自身のことをどのように伝えるか、どのような治
療の選択があるのか、治療の経過はどのようになるのかなど。医療に
おける専門性の理解の複雑さはあるものの、多くの人は自身が理解の
もと医療を受ける意思決定は、母国であれば自分の言葉で言えるで
しょう。しかし、異国となる日本においては、医療の場に繋がる以前
の過程から、既にハードルが高くなってしまう人も少なくありません。
その大きな要因は、理解可能な言語での双方向コミュニケーションが
図れるかどうかということになるのではないかと思います。近年では、
医療にかかる外国籍患者様も多くなっている背景から、各施設におい
て電話通訳、タブレット通訳機能、通訳派遣等の対応、利用に伴い有
料のものから無料のものなど、外国籍患者がスムーズに医療を受けら
れるように環境が整備されているところも増えてきました。何を選択

してどのように活用すると、外国籍患者は、快適に医療を受けることができるのでしょうか。そこで、私が看護師として総合病院の外来で経験した外国籍ＨＩＶ陽性者の支援のお話をさせていただこうかと思います。

　外国籍ＨＩＶ陽性患者が初診で来院される状況を説明します。１人で来られる方、友人や知人と一緒に来られる方、職場や学校などの外国籍者へのサポートする方と一緒に来られる方、通訳と一緒に来られる方など様々です。患者が来院された場合には、まず来院された理由や体調、相談したいことなど問診を行います。比較的多くの国で使用されている英語での会話となれば、私自身も学生時代の記憶を思い起こし、単語の羅列、単に質問するなど乱暴な物言いになっているのかもしれませんが、問診を何とか行うことができました。患者のことを知りたい、訴えを聞きたいとの思いを伝えられるように、意識的に表情やジェスチャーなどを交えて私なりに努力はしました。また、中国籍患者には、母国で使用されている文字と一緒ではありませんが、日本の漢字を組み合わせて問診した経験もありました。しかし、それ以外の言語となると忽ち、患者の訴えすら何も聞くことができなくなります。当院でも、有料ではありますが電話通訳サービスの利用も可能です。また、外国籍ＨＩＶ陽性患者においては、いくつかのＮＰＯ／ＮＧＯで支援を提供しているところもあるため、患者への情報提供と共に私達医療者も、連携を図って支援できるようにしています。ＨＩＶ陽性外国籍患者の場合、時に、母国のコミュニティでの情報が洩れる不安を訴え、母国語の通訳者の対応を希望されない場合もあり、その場合は日本人の通訳者をあえて希望されるなど、患者のニーズに応じた対応調整が必要なこともありました。

医療の場で使用される言葉や表現には、日常会話で使用しないもの
も多く、疾患の特性や検査・治療法の専門性など、一般的に患者様が
理解できるように専門用語の多用を避け、平易な言葉でと言われてい
ます。母国語であったとしても、そのような配慮が必要であることを
考えると、母国語ではない外国籍患者様の場合は、母国語に単に変換
して伝えるだけではなく、母国語においても医療における言葉や表現
はやはり専門性が高いものとなります。そのことを理解した上での対
応が望ましいですが、通訳者や通訳に利用するツールでも、その対応
については差が大きい現状です。そして、患者様からの訴えも、母国
の文化や習慣、信仰を踏まえた価値観など、患者様の思いや意思を踏
まえて、通訳者がその理解のもと医療者へ通訳されますが、そこに通
訳者の価値観や解釈が加わると、患者の思いや意思が正しく医療者へ
伝わらない可能性も考えられます。そこで、医療者と患者、通訳者等
との互いの信頼関係のもとのコミュニケーションが重要であると考え
ます。また、互いの顔を見ながら、どのような表情や姿勢、声の大き
さ・強弱など、コミュニケーションにおける視覚的効果も大きいとさ
れています。電話通訳や翻訳機の通訳では、声だけでの交流となり、
視覚的情報が不足する中で、互いの緊張感の高まり、会話のタイミン
グなど、言語の通訳としての機能は発揮できますが、本来の双方向コ
ミュニケーションという機能を果たすのは難しくなるのではないかと
考えます。
　外国籍患者への支援としては、対人援助としてその役割の一端を担
う通訳者の存在は重要です。通訳者も患者を取り巻く支援者チームの
一員として、連携と協力関係を構築できるようにしておくことが必要
です。必要に応じて、疾患や治療、専門用語の理解など、通訳者への

支援ができるように、適宜資材や情報提供を行いサポートしておくことも大切ではないかと思います。外国籍患者と医療者を繋ぐ双方の代弁者として、医療の場に限らず地域や社会生活へと繋がるような活躍を期待していきたいです。

全国医療通訳者協会 NAMI 所属

三浦恵理

ベトナム語通訳

「医療通訳者の丁寧な対応は、治療の助けとなり健康を守る」

　医療通訳者の業務は診察室だけでなく、患者と医療従事者との話や受付窓口での手続きもその一部だと考えている。来院時、最初に行う受診手続きは丁寧さが求められるもので、問診票などに難しい病気名の記載があるときは、忠実に通訳すると、通訳者が丁寧であることを患者は感じることができる。同行の冒頭からこのように丁寧さが患者様に安心感を与えてくれる。安心が効果的な治療のため必要不可欠である。

　診察の際、安心していると患者は落ち着いて自分の病気に関することを正しく表現することや、情報を提供すること等の余裕が出る。それによって医師が効率的かつ効果的な治療を行うことができる。感染症の患者の場合、患者が提供された情報により病気の拡散を防ぐこともできる。患者は安心すると多くの場合、病気と治療のことに限らず家族や健康についても医師に話す。医者と患者との間の会話を活性化することもできるので、安心が与える力は素晴らしいと実感する。

　両者のやり取りの内容には、自分自身が健康を守るために大変貴重な内容も多く含まれている。私は、これまで栄養のことや食薬のことについて、医療通訳を通してヒントを得て、健康を守るために自分で

も勉強を進めてきた。勉強から得られた知識を日々の生活に活用してきた。医療通訳者としての経験は患者の治療のためだけではなく、自分の人生にも価値あるものである。

りんくう総合医療センター

南谷かおり

医師

　日本在住 10 年の 50 代フィリピン人女性。頭重感と嘔吐で来院し、ＣＴ検査にて頭部に硬膜下血腫が認められた。患者は日本語で会話ができ夫も日本人だったので、血腫を取り除くための手術説明は全て日本語で行われ同意も得られた。ところが手術は成功したものの、血液検査で出血傾向が認められ再び出血した。白血病が疑われ骨髄穿刺をしたところ予想外の癌細胞が認められ、更なる検査で複数の骨転移が見付かった。

　患者には遅れて来日したフィリピン育ちの娘と息子がおり、日本語が上手な息子が時折通訳していたが、病気についてはあまり理解できていなかったことが後に判明した。別居中の娘も母親の手術を知り病院に説明を求めたが、丁度医師から患者の夫に説明し終えたところで、直接継父から聞くように言われた。ところが、日本人の継父と娘では使用言語が異なるため交流も希薄で会話ができていない状況だった。これらは娘が国際診療科にフィリピン語で相談したため解ったことで、病棟では認識できていなかった。患者が外国人だったので医療通訳の使用を病棟に打診はしていたが、日本語が通じているので特に必要ないという判断だった。

　癌の治療をするための原発巣は見つからず、患者や家族に悲観的な説明をすることになり患者に言葉の希望を聞いたところ日本語より英

語の方が理解できると言ったので、医療通訳を初めて介入させた。すると、これまで日本語で「はい、はい」と答えていた患者は癌であることを全く認識しておらず、それが英語で cancer と stage 4 と話しただけで自分は助からないと察し、直ちに母国に帰って他の子供たちに会いたいと言い出した。そこを夫や息子と娘が説得し、少し前向きになれた患者は日本に残って治療する道を選んだ。

　長年日本に住んでいる外国人でも、病気や臓器の名前となると馴染みがなく判らない。もとより医師との会話を全て理解することは日本人でも難しい。判らないと何度訴えてもキリがないため、いつしか諦め聞き返さなくなる。それを誤魔化すために笑顔で応えるので、相手は納得していると勘違いしてしまう。医療通訳を介入させることで改善した例を、筆者は何度も経験している。医療会話は片言やジェスチャーで片付けてはならない命に係わる案件であり、誤解は患者の間違った選択や治療につながりかねない。医療の難しい説明は素人や機械翻訳で済まさずに、研修を受けた医療通訳者を介入させるべきである。

りんくう総合医療センター

林紹成

中国語通訳

「あれはある朝の出来事だった」

オフィスに入った途端、「昨夜搬送されて来た中国人患者が亡くなったので、ご家族に連絡してほしい」と、他のコーディネーターに言われた。糖尿病性ケトアシドーシスが起こり急死した患者だった。朝出勤すると患者がすでに亡くなっていたということは、さほど多くはないけれど、珍しいことでもない。訃報を中国にいる患者の両親に伝えると、案の定電話の向こうから母親が号泣する声が聞こえた。電話を替わった父親が必死に泣くのを堪えながら、「ビザの申請が通ったらすぐ伺う」と、一言絞り出して電話を切った。その後も、遺体の保存について数回電話を交わした。

数日後、患者の両親は、通訳として同行した患者のクラスメートと、メディカルソーシャルワーカーの方と共に当院を訪れた。前日電話で話をしたばかりの息子が急死したことにどうしても納得できないので、病院に責任がないか追究し、場合によっては訴訟を起こすことも辞さないと言い出した。その後、医療通訳として数日に渡って患者の両親と共に手続きをし、必要な書類を申請して、一軒目の病院から当院へ救急車で搬送されている途中その後の状況について確認した。そのほか、専門用語や医療の専門的な内容まで理解してもらう際に、誤解が生じないよう、救命救急センター長、国際診療科部長、医事課の担当

者も一緒に特別会議に出席し、一つ一つ丁寧に説明した。

　糖尿病には突然死のイメージがあまりないからだ。きちんとコントロールすれば、少なくとも20代の息子がいきなり亡くなる病気ではなかろうと、患者の両親はどうしても受け入れられなかった。なにしろ、患者も両親も今回の件で患者が糖尿病を患っていることを初めて知ったのだ。ただ、糖尿病は合併症が怖い。糖尿病性ケトアシドーシスは糖尿病の急性代謝性合併症で、悪心、嘔吐、腹痛を起こし、やがて呼吸困難や意識障害及び死亡まで進展する恐ろしい病気である。今回のケースは、患者が自覚症状を感じて最初の病院を受診してから亡くなるまで、24時間も経っていなかった。

　特別会議の約3日後、患者の両親はもう一度病院に来た。「病院の責任ではないことはちゃんと分かった、今まで本当にありがとうございました」と、初めて私の手を強く握った。死亡証明書の申請手続きを待っている間、患者の父親が椅子にかけて、ゆっくり両手で顔を覆い、そっと静かに泣いた。医療通訳は患者のためだけではなく、残された人のためにも尽力しなければならないと、その姿を見て思った。

　国と国の間は、言語を始め、食べ物、生活の習慣、医療システムまで全く違うことが多い。日本人から見てありえない話や到底信じられない話も多々ある。親切のつもりでやってあげても、患者にとってはありがた迷惑のこともあり得る。例えば、中国の病院は日本のように同じ地域の中で患者をお互い紹介し合うシステムがないので、絶対必要だと思い込んで紹介状を申請することを強く勧めても、結局役に立たない可能性は高い。特に、中国は貧富の差が激しい。日本の公的保険がない場合、検査一つで母国での給料1ヶ月分が飛ぶこともおかし

くない。そういうわけで、中国の医療事情に詳しくない場合は、まず
患者と相談して、患者や患者家族に決めてもらうことをおすすめする。

三重大学医学部附属病院　総合サポートセンター

ワキモト隆子

ポルトガル語医療通訳者

「外国人患者の高齢化に伴い見えてきたこと」

　私は、平成21年より病院に駐在する医療通訳者として勤務している。この数年特に外国人患者の高齢化による様々な問題に直面する。ある患者は40代で病気を発症し、それ以後、生活保護を受けながら一人で生活をしていたが、年齢とともに身体的機能が低下し、生活が困難となった。病気の発症以来、ソーシャルワーカーの介入により、日常生活の困難度に伴い、訪問看護、ヘルパー介入等サービス内容を調整した。しかし、介入のたびに「思っていたサービスと違う」等の訴えがあり、患者の希望に沿うサービスに繋らなかった。

　この事から、医療通訳者も高齢者の為の医療福祉制度について学ぶ必要性を感じた。この患者は現在地域の社会福祉協議会の協力を得て、何とか独居で生活をしている。今後施設への入居が必要となる際に、言葉の壁・文化の違いと課題が山積みである。受け入れる施設にもこうした外国人利用者対応支援を整える必要があると感じる。また、外国籍の介護者が増えることで、外国人への文化理解も深まり、高齢者がその人らしい生活が送れると考える。

第11章

医療通訳の課題

　なんと言っても、問題は「言葉」と「金銭」です。

　コミュニケーション能力は必須ですが、医療通訳者は語彙や専門用語を知らなくてはいけない。

　医療通訳セミナーや、医療に関する講座開催がもっと増えたら良いのではないかと思う。そして、通訳者が集まって自分たちで勉強会や情報交換をするのもお勧めしたい。

　講師を招いて言葉の言い回しや、正しい知識を提供してもらうのも良いし、現場をよく知る職員の要望を知ることも大切です。

　現場を知ることも大切です。いつか現場に出て1人でその場をこなさなくてはいけないのだが、慣れていても"発見"ということに出会うものです。最初は無償でベテランの医療通訳者と一緒に行動するのが良いでしょう。それには医療機関や患者の承諾が必要になります。

　金銭に関しては、やはり国の理解とサポートが必要です。

　医療通訳という項目で、医療請求に追加すれば良いのではないかと思います。

　医療機関で日本人患者は受診以外に、処置や検査する場合もあればない場合もある。例えば、点滴治療やレントゲン撮影をした患者はその分を支払う、しなかった患者はその分は支払なくてもよい。入院・

手術などした患者はその分を支払う、しなかった患者はその分は支払わなくてもよい。それは医療費明細書に記載されているとおり、点数でしめされ加入保険によって請求される。

　日本人と同様日本に住み税金も支払っている外国人は、言葉が理解できないという理由で、意思疎通に欠けたサービスを受けていないでしょうか。

　医療通訳に携わって 20 年以上になりますが、医療通訳を配置している医療機関や、市役所、NPO・NGO 団体は徐々に増え状況が変わっているものの、根本的な改善を感じないのです。

　医療通訳者の任命は健康保険適応とすればよいのではないかと思います。質の高い医療通訳者も雇用でき、また通訳者の仕事も安定するのですから。

あとがき

　この本を手に取って下さり、最後まで読んでくださったことを感謝します。

　医療通訳の仕事はまだまだ日本では浸透していませんが、少しでもこの職務に協力できれば幸いに思います。

　母語以外に他の言語を話せる事はその言語でコミュニケーションができ・理解し、文書を読み・情報にアクセスでき、世界を広げてくれます。言葉が好きなだけで、医療現場が怖いが、嫌いでなければ医療通訳の仕事が出来るかもしれません。母国語以外の外国語を勉強するのが好きな人にはピッタリだと思います。

「言霊」と言われているとおり、言葉にはエネルギーがあり、日々の言葉遣いを選択するのは楽しいものです。

「言葉の通訳」と同様、いや、もしかしたらもっと大事かもしれない「心の声の通訳」なのかもしれません。学校では教えてくれないが、自分が感じている感情の意味は何であるのか、どこから来るのか、どう解釈すればよいか。そしてどう開放するのだろうかが、大切なのではないでしょうか。感情には"良し悪し"はないのだと思うのですが余裕がなければわからなくなってしまうこともあります。生きていくには、そして良い仕事をしていくには、本当の自分を知り向上し、前進していくことだと思います。

最後になりましたが、当書が世に出ることを可能にしてくださった方々、すべての皆様にご縁を心からお礼申し上げます。

中萩エルザ

参考文献

「聖書」、日本聖書協会、1987 年

「植木理恵のすぐに使える行動心理学」、植木理恵［監修］、宝島社、2013 年

「本当にわかる心理学」、植木理恵［著］、日本実業出版社、2012 年

「あなたは何も悪くない」、岡田沙織［著］、サンマーク出版、2018 年

小笠原理恵［著］「医療通訳士協議会（JAMI）が果たした役割」、雑誌「保険の科学」第 62 巻第 9 号 2020 年　杏林書院

「自分という壁」、大愚元勝［著］、アスコム出版社、2023 年

David Grand, "Brain spotting The revolutionary New Therapy for Rapid and Effective Change", Sounds True, Inc., 2013

「イライラ・不安・ストレスがおどろくほど軽くなる本」、内藤誼人［著］、明日香出版社、2023 年

「スタンフォードの自分を変える教室」、ケリー・マクゴニガル［著］、神崎朗子［訳］、大和書房、2012 年

「苦しかったときの話をしようか」、森岡毅［著］、ダイヤモンド社、2022 年

「医療通訳」特活）多文化共生センターきょうと編、一般財団法人　日本医療教育財団、

中萩エルザ［著訳］、"Guia da mamãe"、IPC 社、2005 年

「新暮らしの医学用語辞典（ポルトガル語・日本語　日本語・ポルトガル語)」、中萩エルザ［編］、IPC 社、2019 年

中萩エルザ、"Guia de odontologia"（歯科受診・専門用語）、Easy IT、2024 年 5 月末に Apple アプリケーション発売予定

「実践医療通訳」、村松紀子 / 連利博 / 阿部裕［編著］、松柏社、2015 年

【Web より参考】

https://kompas.hosp.keio.ac.jp/contents/000035.html#　2023 年 9 月 30 日に閲覧

麻酔方法の種類｜国立国際医療研究センター病院（ncgm.go.jp）　2023 年 9 月 30

日に閲覧

https://www.mhlw.go.jp/bunya/shougaihoken/jiritsu/kousei.html　2023 年 10 月 9 日に
閲覧

出産育児一時金の支給額・支払方法について（mhlw.go.jp）　2023 年 10 月 9 日に
閲覧

自立支援医療制度の概要 ｜厚生労働省（mhlw.go.jp）　2023 年 10 月 9 日に閲覧

自立支援医療（育成医療）の概要｜厚生労働省（mhlw.go.jp）　2023 年 10 月 9 日
に閲覧

大阪府／自立支援医療（更生医療）の判定（osaka.lg.jp）　2023 年 10 月 9 日に閲
覧

自立支援医療（精神通院医療）の概要｜厚生労働省（mhlw.go.jp）　2023 年 10 月
9 日に閲覧

特別児童扶養手当について｜厚生労働省（mhlw.go.jp）　09_tabunkakyousei.pdf
（clair.or.jp）　2023 年 10 月 30 日に閲覧

EFT‐Japan（eft-japan.com）

延命治療 拒否（cheerful-magazine.net）　2023 年 11 月 1 日に閲覧

「人生の最終段階における医療の決定プロセスに関するガイドライン」の改訂
について｜報道発表資料｜厚生労働省（mhlw.go.jp）　2023 年 11 月 1 日に閲覧

【その他】

医療基礎知識講座「医療に係る福祉制度」、医療ソーシャルワーカー　藪下茂樹
氏、2023 年 10 月 28 日　公益財団法人　三重県国際交流財団にて。

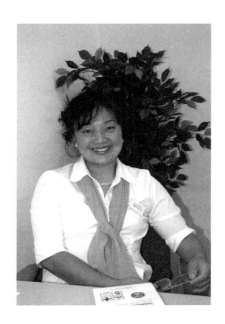

【略歴】
　ブラジル人日系二世。1958年9月にサンパウロ州サンパウロ市に生まれる。
1985年12月　医師。[Faculdade de Medicina de Santo Amaro – São Paulo – São
　　　　　　　Paulo–Brazil]（「聖アマーロ医科大学卒」ポルトガル語箇所は筆
　　　　　　　者訳・以下同）
1980年12月　臨床検査師。[Faculdade　de Filosofia, Ciências e Letras de Santo
　　　　　　　Amaro, Ciências Biológicas Modalidade Médica, São Paulo–São
　　　　　　　Paulo–Brazil]（「聖アマーロ哲学・科学・語学大学・生物医学部
　　　　　　　卒」筆者訳）

【現在】
　1996年から「在名古屋ブラジル総領事館在留市民協議会」医師を務める他、
関西学院大学、大阪府病院協会看護専門学校、東京医療保健大学和歌山看護学
部で非常勤講師を勤める。

ＮＧＯやＮＰＯで医療通訳、医療アドバイザー、ボランティア活動をする他、カウンセラー（和歌山県立医科大学附属病院）、ＥＦＴセラピストでもある。

【学位研修】

1981 年 6 月〜1982 年 3 月　和歌山県立医科大学付属病院中央検査室研修

1984 年 1 月〜1985 年 12 月　インターンシップ、Hospital Santo Amaro and Hospital do Servidor Público Municipal de São Paulo, São Paulo, Brazil.（「聖アマーロ病院、サンパウロ市立公務員病院」筆者訳）

1986 年 1 月〜1986 年 7 月　感染症－内科研修医、Hospital Emílio Ribas and Hospital do Servidor Público Municipal, São Paulo, Brazil）（「エミーリオ・リーバス病院、サンパウロ市立公務員病院」筆者訳）

2003 年 3 月　放送大学卒「発達と教育専攻」

2021 年 1 月〜2022 年 12 月　FEBRACIS 大学（ブラジルの大学）で「Neurociense & Emotinal Inteligence」（「脳神経学＆感情的知性」筆者訳）で大学院卒業。

【メディア取材等】

（1）滋賀県の TV の取材

　　http://blog.canpan.info/colpu_zukan/archive/365

（2）ブラジル移民の漫画（Mauricio de Sousa 作）こちらは日本語版。

　　http://blog.canpan.info/colpu_zukan/archive/365

【最近の情報】

　広報「紀の川」2021 年 11 月号に取材記事掲載。

中萩 エルザ（なかはぎ・えるざ）

　1958 年 9 月、ブラジル人日系 2 世、1980 年に臨床検査師、1985 年に医師免許を取得、2022 年 12 月に脳神経科学大学院卒　修士号取得。1996 年 7 月から現在「在名古屋ブラジル総領事館 在留市民協議会」の医師を務める一方、関西学院大学、近畿大学、東京医療保険大学和歌山キャンパス、大阪府病院協会看護専門学校で講師を務める。和歌山県国際交流センター理事、特定非営利活動法人 CHARM（Center for Health and Rights of Migrants）理事 、和歌山県人権政策課理事。他府県で医療通訳研修の講師を務める。NGO、NPO や地域の学校や婦人会などで「日本で子育て」、「ブラジルの生活」「ブラジル人が見る日本について」などの講演をする。ポルトガル語－日本語版、スペイン語－日本語版、英語－タガログ語－日本語版の「医療専門用語辞典」執筆、「日本での子育て」（著者訳）、「歯科医受診専門用語事典」アプリケーション　ポルトガル語－日本語版執筆。ポルトガル語、スペイン語、英語、フランス語（中級）を話す。

■中萩エルザ
　E-mail:elzanakahagi@nike.eonet.ne.jp
■津島優子（カバーデザイン）
　E-mail:Tsushima.yuko.art@gmail.com

医療通訳者の仕事

2024 年 6 月 18 日　第 1 刷発行

著　者　　中萩エルザ
装　幀　　津島優子
協　力　　2DAY
発行人　　大杉　剛
発行所　　株式会社 風詠社
　　　　　〒 553-0001　大阪市福島区海老江 5-2-2 大拓ビル 5 - 7 階
　　　　　℡ 06（6136）8657　https://fueisha.com/
発売元　　株式会社 星雲社（共同出版社・流通責任出版社）
　　　　　〒 112-0005　東京都文京区水道 1-3-30
　　　　　℡ 03（3868）3275
印刷・製本　株式会社 和歌山印刷所